101歳
現役医師の
死なない生活

田中旨夫

幻冬舎

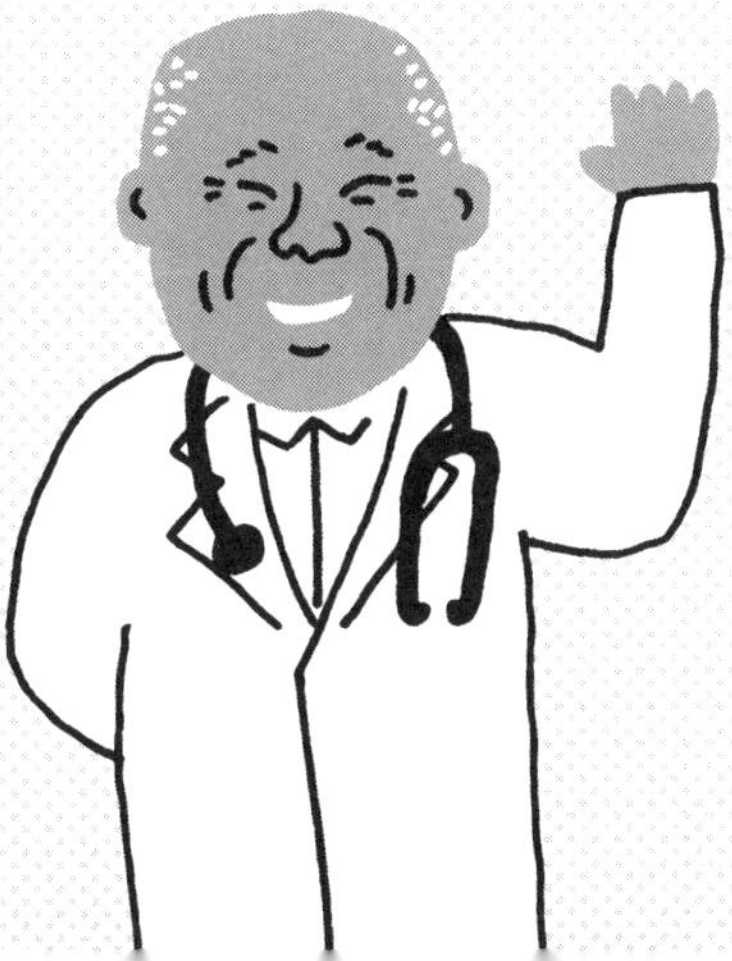

はじめに

私は現在101歳。現役の医師として、毎日さまざまな病気を抱えた患者さんを診ています。

この年まで仕事をしている医師は珍しいのでしょう。私に初めて会う人は、「どうすれば、その年まで元気で、しかも現役で仕事ができるんですか？」とよく聞いてきます。

一言ではなかなか答えられませんが、はっきりいえるのは、**毎日実践している45の習慣のおかげ**ということです。

それらの習慣は、いずれも至ってシンプルであり、やればやるほど健康になるだけでなく、やればやるほど人生を謳歌《おうか》できる、というオマケつきです。その理由は、本書をお読みいただければ、おわかりになるかと思います。

私の医師歴はかれこれ76年になります。これまで何十万人もの患者さんを診てきましたが、私は何よりも、この患者さんたちによって生かされ、今日まで導かれたと感じています。

そもそも私が医師になったきっかけは、台湾で医師をしていた父のすすめと、何か人の役に立つ仕事に就きたいという強い思いでした。

学校を卒業してからは台湾で医師をしていましたが、57歳のときに沖縄が深刻な医師不足に悩んでいることを知り、沖縄に居を移しました。

沖縄の病院に赴任した当初は、これほど長くいることになるとは思いもしなかったのですが、結果的には足掛け42年間、現地の医療に携わることになりました。そして2年ほど前、生まれ故郷の台湾に再び戻って、病院で毎日患者さんを診ています。

私は、あと10年は患者さんのために仕事を続けたいと思っています。

「何を夢のようなことを」といわれそうですが、私は真面目にそう思っています。「あと10年は頑張るぞ」という思いを、ずっと前から毎日、毎日更新しているのです。

つまり、毎朝、心のなかで「あと10年は頑張るぞ」と思うことも、私にとっての習慣なのです。

この本でご紹介する私の健康法は、どれも簡単なものばかりです。

ただ、それらを1日だけ実践することと、100日、あるいは1000日続ける習慣にすることの間には、ちょっとした壁があります。

健康長寿になるには、よき習慣をどれだけ長く継続させるかが大きなポイントになるのです。

誰もが健康長寿になりうる普遍的な生活習慣。本書では、その方法や心の持ち方を、私の体験を交えてお話ししたいと思います。

そして、これらのシンプルな習慣をご自身でアレンジし、上手にふだんの生活

にとり入れていただければ、いま以上に楽しく心がワクワクする毎日を過ごして
いただけることと思います。

２０１９年12月

医師　田中旨夫《よしお》

101歳現役医師の死なない生活／目次

第1章 ＊ 〝ちょっとした習慣〟で、100歳を超えても若者並みに動ける！

第2章

＊

食べ物だけで、体はこんなに変わる！

第3章

体に悪いものを徹底してとり除く

第4章

＊

病は「元気で長生き」のきっかけになる！

第5章

＊

100歳を超えても心がワクワクする気の持ち方

第1章

＊

〝ちょっとした習慣〟で、100歳を超えても若者並みに動ける！

＊1＊

規則正しい生活こそ元気のキモ

大昔、人類が狩猟民族だった頃には、獲物がとれなければ食事にありつけませんでした。夜は獣に襲われないよう、短い睡眠を繰り返すような寝方をしていたでしょう。つまり、規則正しい生活とはいい難い生き方をしていた可能性があります。たとえそうであっても、彼らの生活は健康的だったと思います。

おそらく彼らは、本能ともいえる体の声になるべく素直に従って生きていたのです。

翻《ひるがえ》って現代人は自然から離れた文明的な生活を送っているため頭でっかちになり、本能の欲求ではなく、頭の欲求にもっぱら従っているように思えます。

たとえば、苦しいほどお腹がいっぱいなのにケーキを見ると、別腹だといってペロリと食べてしまう人がいますが、これなどは体がもう食べることを欲していないはずなのに、それを無視して頭の欲求に従って食べているのです。

現代人の自然な欲求とは、このようにいつの間にか頭の欲求になっていることが多い気がします。頭でっかちになりすぎて、**体が発する声に耳を傾けられなくなっている**のです。

そう考えると、自分の欲求にまかせた現代人の生活は、体本来の生理的リズムを無視した、かなり不規則なものになっているといえます。それでは健康にとってマイナスにしかならないでしょう。

私の1日の過ごし方は、ここ何年もの間ほとんど変わっていません。毎朝6時半に起床し、ベッドの上で10分間体操をする。7時から朝食をとり、8時すぎに仕事場に向かう。9時から診察を始め、12時半で午前の診察を終える。

2年ほど前までは14時から17時半まで午後の診察を行っていましたが、いまは午前の診察を終えると家に帰って昼食をとり、14時から40分ほど昼寝をします。

その後はネットで仕事の調べものをしたり、知人とLINE《ライン》で会話を楽しんだりしています。

そして17時すぎから30分近く散歩をして、19時から家族とその日の出来事を話しながら夕食をとります。その後、お風呂に長めにゆっくり入って1日の疲れをほぐし、22時半すぎに就寝。ほぼ毎日、このような生活を繰り返しています。

私がこの年まで現役でいられるのは、このように規則正しいリズムで生活を続けてきたことが大きいと思っています。

規則正しい生活が健康によいのは、医学的に根拠のあることです。

まず一つ目の理由は、日中活発になる交感神経と、睡眠中に活動する副交感神経の切り替えに関わることです。

毎日決まった時間に床に入り、決まった時間に起きることで、交感神経と副交感神経の切り替えがスムーズになります。

もし、寝る時間や起きる時間が毎日違っていれば、交感神経と副交感神経の切り替えが滑らかにいかず、そのため自律神経が乱れ、体調を崩しかねません。

この状態を長く続けていると、不眠症になったり、あるいはさまざまな病気を誘発する原因にもなる恐れがあります。


もう一つの理由は、食事と消化作用に関わります。

食事をとる時間がほぼ決まっていると、なぜ体によいのでしょうか？

食べて消化する過程においては、とても多くのエネルギーが使われるので、思っている以上に体に負担をかけます。どんなに体によいものでも、食材はすべて体にとって異物です。

消化とは、体内でタンパク質や炭水化物などを吸収可能な分子に分解する過程をさし、消化管の運動による物理的消化と消化酵素や胃酸などによる化学的消化に分かれます。

食べ物が体内に入って栄養となり、体と同化するには、じつに大きなエネルギーを要するわけです。

ところが、決まった時間に食べる習慣があれば、その負担が軽くなります。なぜなら、体がそのリズムを覚え、自然に消化吸収の準備を始めるからです。決まった時間になると自動的に唾液の分泌量が増え、胃が活動を始め、膵臓《すいぞう》から膵液が分泌されます。すなわち、**毎日決まった時間に食事をとることは、消化吸収効率を高めてくれる**のです。

反対に不規則な食事のとり方は、いきなりアクセルを強く踏み込んでエンジンをかけるような負荷を体に与えます。

たまには仕事が忙しく食事を抜いてしまったり、へんな時間に食べたりすることがあってもいいでしょうが、不規則な食事のとり方を長く続けていると、どんなに健康によいものを食べていても、体への悪影響は避けられません。

食べたいときに食べたいだけ食べたり、夜更かしや朝寝ぼうを繰り返していたりすると、ほかのことで体によいことをしていても、効果が薄れてしまうのです。

◎リズムのいい生活が健康長寿の鍵

規則正しく食事や睡眠をとっているかどうかの目安があります。

たとえば、**体調が不安定な人ほど、お腹がすく時間や眠くなる時間が毎日バラバラの傾向にある**はずです。

反対に**体調が安定している人ほど、食事をしたいと思う時間、寝たいと感じる時間は、毎日自然と同じ時間になる**ものです。

健康で長生きするには、規則正しい生活によって体によいリズムをつくることが欠かせないのです。

＊2＊

毎日30分の散歩で死ぬまで歩ける体になる

一昔前は80歳を超えたら長寿というイメージがありましたが、いまでは90歳を超えるような長寿の方を、身近なところでたくさん見るようになりました。

ただ、そのなかには足腰の機能が衰えて歩けなくなり、車いすや寝たきりの生活を送る人も少なくありません。

一方、長寿でありながら車いすや寝たきりの生活になっていない人は、ふだんの生活のなかでよく歩いているようです。

私は、**よく歩くことは健康的な生活の基本**だと思っています。

年をとると疲れやすく、ケガもしやすいので、外に出ることに対しては何かと億劫《おっくう》になりがちです。

そのため、家に引きこもる人が少なくありません。

しかし家にいる時間が増え、外を歩かなくなると、必然的に足腰が衰えます。ことに高齢者は、その衰え方のスピードが非常に速いものです。

足腰が衰えてくると、ちょっとした段差につまずいたりして転倒しやすくなります。すると、それがこわくなって、ますます外に出るのを避けるという悪循環に陥ります。

高齢者が寝たきりの状態になるきっかけの多くは、転倒による骨折です。

骨折してベッドでずっと安静にしていると、足腰の筋肉があっという間に落ち、思うように歩けない体になってしまいます。

そうなったらリハビリを一生懸命にするしかありません。ただし、体の状態によっては、リハビリだけで追いつかないケースも出てきます。高齢者の転倒というのは、命とりになる可能性がとても高いのです。

ですから、高齢者は足腰が弱くなるのをいかに防ぐかを考えて、たとえ用事がなくても散歩を習慣にするなどして、積極的に外に出て歩くことがとても大事です。

私は毎日の散歩を欠かしません。散歩をするのは、以前沖縄にいたときは17時30分に午後の診察が終わった後にやっていました。

台湾に移住してからは午前の診察を終え、自宅に戻ってから昼食を食べ、夕方から散歩に行きます。

沖縄もいまの家も、周囲の散歩コースには途中に坂道などの起伏があります。急な坂道ですと転ぶ危険がありますが、緩い坂ばかりなので足腰の筋力を鍛えるにちょうどいいのです。

いまの家の近くには樹齢200年以上の木々が生い茂る公園があるので、往復時間を入れて30分ほど歩きます。

散歩はゴールを決めて、あくまで無理のないペースで、途中に休みを入れながらゆっくり進みます。

仕事を終えた後の散歩は仕事の疲れを癒やしてくれますし、体がしゃきっと元気になります。

散歩の効用は、何も体の健康だけではありません。周囲の景色や季節の移ろいを味わい、出会う人との会話を楽しむことで、心も豊かにしてくれます。

義務のように「足腰を強くするために頑張ろう」とだけ思って歩いていたら、散歩は味気ないものになってしまいます。

心を潤す喜びや楽しみが伴いうるからこそ、散歩は心の健康にもいいのです。

せっかく歩くのです、五感をフルに使って歩くことを心がけています。

◎景色を楽しみながら歩くと、体だけでなく心までウキウキする

＊3＊

太陽の光を1日15分浴びて認知症やがんを防ぐ

太古から人は日が昇り始めると起きて活動をし、日が沈むと休んで寝るという生活をしてきました。しかし、いまでは電気やLEDの発明で、昼夜関係なく生活や仕事ができるようになっています。そのような環境が発達したため、現代人は日に当たる時間がかなり短くなっていると思います。

しかも、最近はさらに、紫外線がシワやシミだけでなく皮膚がんの原因にもなると盛んにいわれるようになったため、太陽の光を浴びるデメリットを意識する人が増えているようです。

しかし私は、**日の光に当たるデメリットよりも、メリットのほうがはるかに大きい**と思っています。

「よく日に焼けていますね……」。私は会う人からよくそういわれます。

一般に外出が少ない高齢者が日焼けをしていることはあまりないせいか、なおさら、そんな印象を与えるのかもしれません。

私が日焼けをしているのは、毎日散歩をするときに日の光をそれなりに浴びているからです。

散歩以外にも近所に買い物に出かけたり、人と会ったり、いろいろな用事で外を出歩くことがよくあります。

できるだけ外を歩くようにしているのは、足腰が弱らないようにするためでもありますが、同時に太陽の光を浴びると、体にも心にもいい影響を与えるので、少しでも多く日光に当たろうという気持ちがあるからです。

かといって1時間も2時間もの長い時間、日の光にさらされるようなことはありません。外には建物や木陰が至るところにあり、直接太陽の光を浴びるのは散歩のときに、せいぜい20分程度といったところでしょう。

太陽の光を浴びるメリットが大きい理由として、次の5つがあげられます。

一つ目は、**体内時計を正しく整える効果**です。

体内時計は1日周期でリズムを刻んでいますが、日中は交感神経の働きを高めて心身の活動エネルギーを活発にし、夜間は副交感神経の働きを高めて休息状態に導きます。この体内時計が正確に動いていれば、ホルモンの分泌、体温の調節といった体の基本的な働きも安定します。

体内時計をきちんと動かすには、太陽の光が欠かせません。とくに1日の始まりに朝日を浴びることは大事です。

体内時計がズレているように感じる人は、朝起きたら太陽の光を5分でも浴びてください。それだけで、ズレていた体内時計は正しく調整されます。

2つ目は、**感情や気分をコントロールするなど、精神の安定に深く関わる脳内の神経伝達物質・セロトニンの働きを活発にし、その分泌量を増やす効果**です。

最近はうつ病や不眠症にかかる人が増えていますが、そのような人はセロトニンの分泌量が通常よりも減少していることがわかっています。

ですから、うつや不眠症の改善には、太陽の光を浴びてセロトニンを増やすことがとても大事なのです。

またセロトニン不足は、記憶や学習といった認知機能の劣化を招く可能性があります。

そのリスクを減らすには、日光を浴びることが効果的です。日に当たることで認知症が回復した、という専門家の報告もあります。

3つ目の効果としてあげられるのは、**アンチエイジングビタミンといわれる、ビタミンDをつくること**です。ビタミンDはカルシウムやリンの吸収を助け、骨の形成をうながします。

女性はホルモンの関係で本来男性より骨粗しょう症になりやすく、また、シミやシワをおそれて日に当たるのを避けがちなため、いっそうカルシウムが不足し、骨粗しょう症になる確率が高くなっています。

誰しも加齢とともに骨密度は低下しますが、できるだけ骨密度の高いしっかりとした骨を保つには、日光に当たることが欠かせないのです。

4つ目は、**大腸がんや胃がんなど消化器系がんの予防効果**です。日に当たると体温が上がって血液の循環もよくなり、免疫機能も活発になります。

がんにかかる人は体温が低く、体内の循環が悪い傾向にあります。体温が低いほど免疫力が落ち、39・3度以上になると死滅するといわれるがん細胞の活動が活発になるのです。

実際、日射量の少ない地域に住む人は、大腸がんや胃がんなど消化器系のがんにかかる割合が大きいそうです。

以上のことから、日に当たることが、どれほど心身の健康によいかがよくわかると思います。

長時間、太陽の光を浴びるデメリットには注意しないといけませんが、それほど長くなければ、メリットのほうが圧倒的に大きいのです。

最近は、日に当たる時間が極端に減っているので、むしろ日に当たらないデメリットを意識したほうがいいと思います。

日に当たるメリットとデメリットのバランスを考えると、太陽の光を浴びる時間は1日せいぜい15分程度でいいと思います。それだけでも十分な効果があるはずです。

◎太陽の光を浴びることのメリットは予想以上に大きい

＊4＊

昼寝の習慣をつけて、疲れ知らずになる

最近は「睡眠負債」という言葉が注目されています。睡眠負債とは日々の睡眠不足が借金のように積み重なり、心身に悪い影響を及ぼすことをさします。**睡眠負債が増えると、生活や仕事の質が低下するだけでなく、がんや糖尿病、高血圧、うつ、認知症など重大な疾病につながる危険もあります。**

つまり、どれだけいい睡眠をとるかが体にとっても重要なのです。

睡眠のメカニズムはまだ解明されていない部分も多く、どのくらいの睡眠の長さが健康にいいのかはよくわかっていません。

統計的には、大人であれば7時間程度の睡眠をとっている人が、生活習慣病に

かかる割合がもっとも小さいとされています。

ただ、適正な睡眠時間は体質や年齢によっても変わってくるので、8時間寝ないとすっきりしないという人もいれば、6時間程度寝れば日中眠くなることもなく、ちょうどいいという人もいると思います。

ぐっすり眠れて前日の疲れもとれるのであれば、それがその人にとっての適正な睡眠時間といえるでしょう。

年をとると睡眠時間が短くなる傾向にあるといわれますが、**私は毎日約8時間しっかり睡眠をとっています。**

睡眠に関しては、昼寝をすることも大事だと私は考えています。

昼寝は短時間ですが、**体の休息とリフレッシュにおいて、夜の睡眠の3倍程度の効果がある**ともいわれています。

私は若い頃から毎日昼寝をする習慣を続けてきました。いまは12時半に診療を終えて昼食をとった後、14時頃からベッドに寝ころび、40分近く睡眠をとります。

昼寝をするのは、毎晩の睡眠だけでは足りないからではありません。昼寝をすると脳が休まり、午前中の仕事の疲れがとれるからです。

実際に昼寝から起きると、頭がすっきりして、全身の細胞がみずみずしくよみがえったようになります。短時間でも、失ったエネルギーを回復するのにとても効率がいいのです。

私は40分近く昼寝をする習慣を続けていますが、一般には30分ぐらいがいいとされています。30分を超えて1時間近くになると深いノンレム睡眠に入ることがあるので、かえってリフレッシュできなくなるからです。

ですので、これから昼寝を習慣にしようと考えている人は、15〜30分を目安にされるといいと思います。

グーグルやアップル、マイクロソフトなどの企業では、社内に仮眠スペースが設けられ、快眠マシーンが導入されているそうです。仕事の作業効率を上げるには昼寝などの仮眠がとても大事だという認識を、経営者が持っているのです。

こうした企業は、日本でも増えつつあると聞きます。

午前中仕事をすると、疲労から集中力や記憶力が低下してきます。脳がしゃきっとしていなければ、ミスをおかしやすくなります。ところが短時間の昼寝をすれば、脳はリセットされてクリアになる気がします。

NASA（アメリカ航空宇宙局）では26分の仮眠を宇宙飛行士にさせたところ、認知能力が34％、注意力は54％アップしたそうです。

昼寝は24時間周期で変動するサーカディアン・リズムという生理現象の面からも、理にかなった睡眠であることがわかります。

サーカディアン・リズムとは、いわゆる体内時計のことです。一般にサーカディアン・リズムの活性は午前中に上昇して正午頃にピークに達し、その後、低下します。そして夕方前から再び上昇に転じ、数時間活性化した後、就寝時間に向けて再び低下、深夜の2〜3時頃に一番低くなるといわれています。

生理活動の活性が低下する午後の数時間は、集中力や注意力が低下することから仕事のミスが増えたり、交通事故が起こる頻度が高くなるという統計もあります。

昼寝は、この生理活動の活性が低下するのを最小限に抑えてくれるといえます。

スペインやイタリア、地中海沿岸のギリシャあたりでは、午後の数時間は仕事をやめて昼寝をする習慣、シエスタがあります。睡眠負債が世界でもトップクラスといわれている日本人も、シエスタのような習慣をとり入れていくべきではないでしょうか。

ただ、仮眠に理解のある企業はまだ日本では少数ですから、仕事中に昼寝をするのは難しいでしょう。その場合は、目をつむるだけでもいいと思います。視界に飛び込んでくるさまざまな刺激や情報を遮断するだけでも、脳の休息になるからです。

私も患者さんが途切れたときなどは、診察室のいすに座りながら腕を組んで、こまめに睡眠をとるようにしています。

疲れているときはほんの1、2分でも眠ると、気分が違ってきます。ごく短時間でも眠れば、疲れた頭は確実によみがえります。

また昼寝は、疲れをとること以外にも血圧を下げる効果があるので高血圧予防になります。血圧が下がれば心臓病や脳梗塞、糖尿病の予防にもつながります。

昼寝にはこのように短時間であっても、めざましい効果があるのです。

◎短時間の昼寝をすると、1日がより充実する

＊５＊

毎朝、足腰の柔軟体操をする

体を動かすことは、健康に欠かせません。高齢になっても健康を保っている人は、自分なりの体操を毎日したり、ウォーキングを習慣にしたりしていることが多いようです。

私は自分で考えた簡単な体操（左ページ参照）を毎朝、食事前に５分ほどします。たった５分なので体操をしなくてはという強い義務感にとらわれることなく、じつに気楽にできます。長続きする習慣というのは、簡単にできることも、一つのポイントだと思います。

私の体操はベッドの上で足腰を中心に動かすというものです。腰は体の要《かなめ》ですから、とても重要です。

手軽に足腰が鍛えられる柔軟体操

①両手で両足を抱え込んで、
10秒ほど腰を伸ばす。
3回ほど繰り返す。

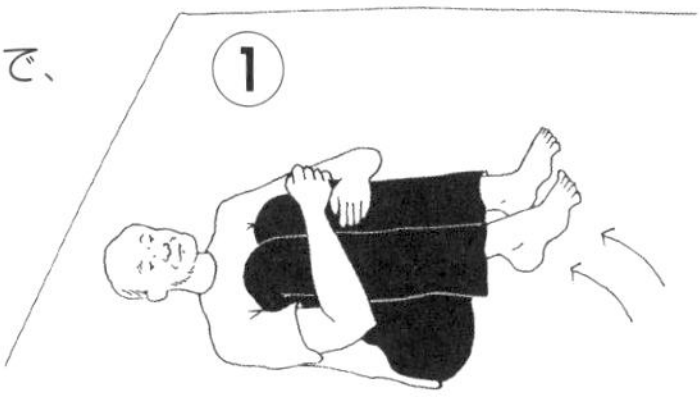

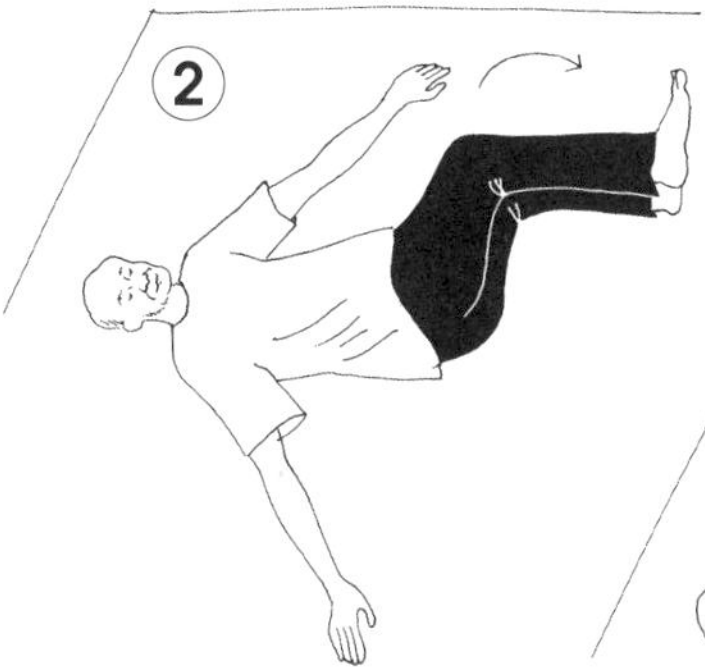

②両足を90度に曲げて持ち上げ、
左右交互に倒す。体が傾かない
よう、両手で床を支える。
5回ほど繰り返す。

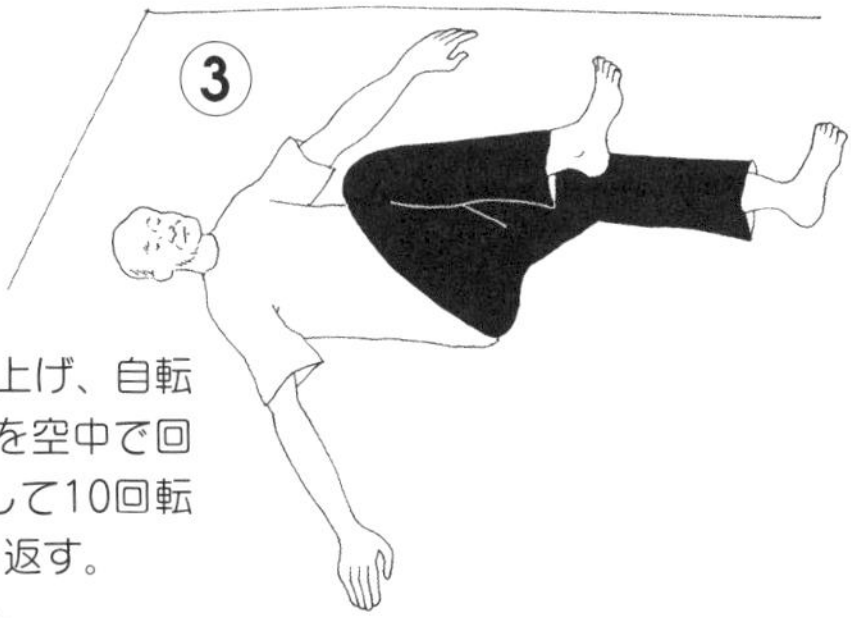

③両足を90度に曲げて持ち上げ、自転
車をこぐように左右の足を空中で回
転させる。左右1回転として10回転
ほど。これを3回ほど繰り返す。

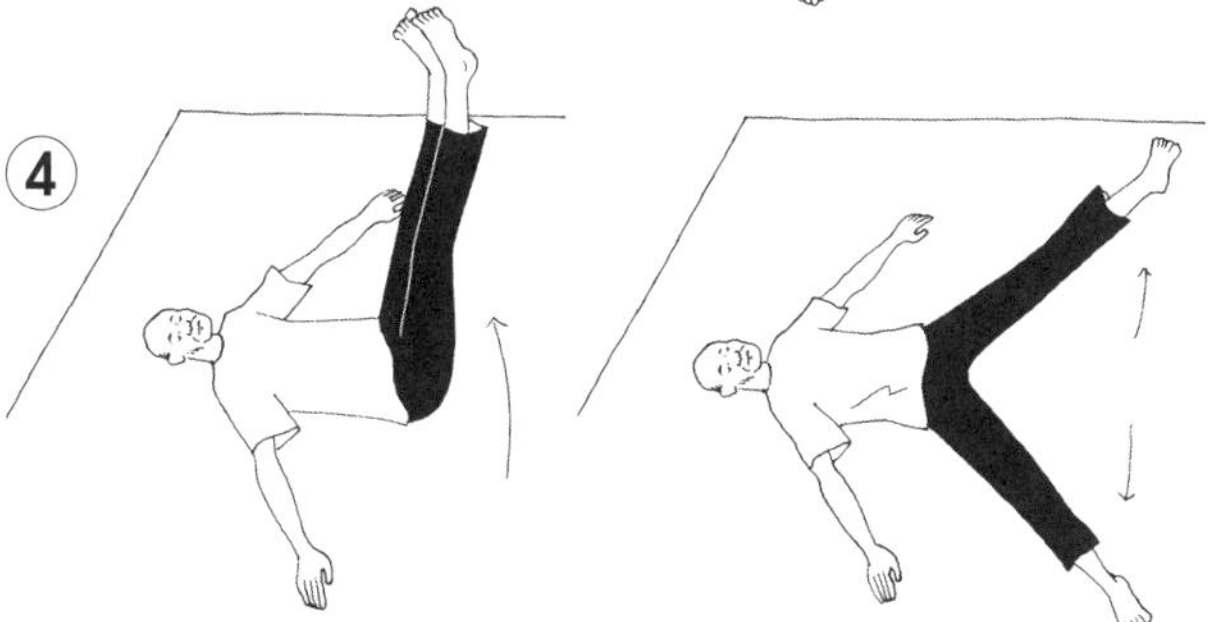

④両足を垂直に持ち上げ、開いたり閉じ
たりを5回する。3回ほど繰り返す。

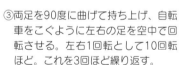

睡眠中は長時間同じ姿勢のままなので、朝起きたときは体がこわばっています。足腰をゆっくり動かすことでこわばりをほぐし、1日の活動の準備をするのです。

人間の体は、ずっと動かない状態におかれると、必然的に硬くなります。

年をとると活動のエネルギーが減ってきますから、どうしても体を動かす機会が減ります。

体は動かさなければ、ますます硬くなります。ですから年をとればとるほど、体をできるだけ動かすよう意識して毎日を過ごすことが、とても大切になります。

人はみなそれぞれの生活スタイルを持っており、それゆえに生活のパターンがだいたい決まっています。そうすると、そのパターンに応じて体の動かし方も決まってきます。つまり、**よく動かす部分と、ほとんど使わない部分が体のなかにできる**わけです。

私も含めてたいていの方は、体のある部分はたくさん使うけれど、そのほかはほとんど使わないといった生活を送っているはずです。

柔軟体操は、日頃あまり使わない筋肉や神経も動かします。ですので**体操を行**

うときは、ふだん使わない体の部分をなるべく意識して動かすと、より効果があると思います。

体が柔らかいことは健康に欠かせないことです。

人の体は生まれたときは最高に柔らかい状態にありますが、年とともにどんどん硬くなっていきます。**柔らかさをできるだけ維持することは、老化を防ぐことに直結するのです**。

とくに足腰を体操で柔らかくして、鍛えておくことは、高齢者にとって致命的になりかねない転倒の防止にもなります。

私は外を出歩く機会が多いのですが、よろけそうになることもめったにありません。それも、こうした体操のおかげだと思っています。

○体を柔らかく保つことが転倒防止につながる

＊ 6 ＊

体には軽めの運動が一番いい

健康とは、血やリンパ液やホルモンなどが体の各器官や臓器にスムースに出入りし、バランスよく活動をしている状態といえます。バランスというのは生き方や仕事など何事においても大事なことですが、健康法もその例外ではありません。「いい加減」という言葉は、「あの人は適当だ」というニュアンスで使ったりしますが、本来は「加減がいい」＝「ちょうどいい」という意味合いがあります。

健康でいるためにも、「いい加減」というバランスは非常に大事です。「過ぎたるは猶《なお》及ばざるがごとし」の言にあるように、体にいいという食材でも運動でも、過剰に摂取したり、必要以上に体を動かせば、逆にマイナスになってしまいます。

健康のために行う運動も、「ほどほど」でいいのです。適度に体を動かすと、高血圧、肥満、心臓病、糖尿病などの予防や改善につながります。

ですが、体にいいからといって無理に頑張ると、ケガの原因になったり、疲労を蓄積させて、さまざまな疾病の遠因になったりすることもあります。

体を鍛えているから健康に違いないと思われがちなスポーツ選手は、意外に一般の人と比べて寿命が短いといわれます。その理由は運動をやりすぎることにあります。

激しい運動を長い期間、継続的に行うと、体内の酸素の量が増加し、それによって活性酸素の割合が大きくなります。体内に侵入してくるウイルスや細菌を攻撃するのが活性酸素の本来の役割ですが、必要以上に増えると細胞を酸化させてしまいます。

つまり**運動を過度に行うと、体内の活性酸素を増やして、細胞や組織にダメージを与える**のです。また、体を激しく動かすと心拍数が極端に増え、心臓や血管への負担も大きくなります。そのときのダメージが後々、心臓や血管系の病気を引き起こす原因になることもあります。

以前、プロ野球のある有名選手が「シーズンオフに風邪を引くと、1カ月くらい治らない」とテレビで話していました。

激しい練習を繰り返しているため、体を休ませる暇もなく、その結果、疲労が蓄積し、免疫力が落ちているからでしょう。

このようなことをお話しすると、「若い頃、けっこう激しい運動をやっていたんだけど大丈夫かな？」と思われる方がいるかもしれませんが、健康に気を遣った生活をきちんとしていれば、活性酸素によるダメージを十分にカバーできると思います。

最近は健康志向の高まりで、毎日ジョギングをしたり、スポーツジムに足繁く通う人が増えています。ほどよく体を動かすのはもちろん体にいいことなのですが、「運動＝体にいい」というイメージにとらわれてやりすぎると、お話ししたようにかえって体にはよくないわけです。

運動をしたら休む。お風呂にゆっくりつかったり、十分な睡眠や栄養をとったり、体を心地よいオフの状態におくことです。休息上手は長生きの秘訣《ひけつ》なのです。

◎運動のやりすぎは、かえって体によくない

＊ 7 ＊

ねこ背になっていないか、常に意識する

姿勢というのは、その人がふだんどのような生活を送り、どのような意識を持って体を動かしているかによって大きく変わってきます。

たとえば最近は、首の骨の配列がまっすぐになるストレートネックやねこ背気味の人が増えていますが、これはスマホやパソコンをのぞき込む時間が増えているからです。

若ければ、ねこ背やストレートネックを治すのは難しくありませんが、年をとると骨が固まってしまうので、そう簡単に元に戻せなくなります。

私のところにインタビューに来られた男性の高齢の父親は、一時書道に凝り、1日5時間も6時間も筆を動かすという日が2、3年ほど続いたそうです。

努力の甲斐あって、めきめき腕を上げたそうですが、書道を始める前と比べて極端に背中が曲がってしまったといいます。

書は背筋を伸ばして筆を持つのが正しいとされていますが、書道を始めたときに背中がすでにかなり曲がっており、その状態で書を長時間毎日行うことで、いっそう曲がってしまったそうです。

習慣というのはこわいものです。

この方がねこ背対策を工夫しながら書をやっていたら、それほど激しく背中が曲がることはなかったかもしれません。

高齢者の背中が曲がる原因としては、まず背骨を支える腹筋や背筋を中心に、全身の筋肉の力が衰えることがあげられます。ほかには椎間板《ついかんばん》が薄くなったり、骨粗しょう症で骨がもろくなったりするなど、さまざまな要因が考えられます。

これらのことは老化に伴う自然な現象なので、加齢とともに背中が多少、曲がってくるのは仕方がない面もあります。ただ、先ほどお話しした方のように、ふだんどのような姿勢で生活を送っているかによって、背中の曲がり具合は大きく変わってきます。

曲がってしまった背中を元に戻すのは至難の業《わざ》なので、曲がらないように気をつける必要があります。

私はいすに座っているときも、立って歩くときも、いつも姿勢をまっすぐにして顔を正面に向けるようにしています。もっとも、これは習慣になっているので、意識しなくても自然にできているようです。

背中が曲がらないようにするには、日中の姿勢のみならず、夜寝るときの姿勢にも気をつけるといいと思います。睡眠時の姿勢は枕や布団、マットで決まります。布団やマットは体が沈んで曲がらないようになるべく硬めのものがいいのですが、枕は使わないことをおすすめします。

私は高い枕で寝るのが馴染めないこともあって、若い頃から枕を使っていません。ねこ背防止のために枕なしで寝るようになったわけではないのですが、やがて枕を使わずに寝ると、ねこ背予防になることに気づき、病院に見える患者さんにすすめるようになりました。

枕がないとなぜねこ背防止になるかというと、仰向《あおむ》けに寝る際、長時間にわたって背中が反《そ》った状態になるからだと思います。

ただ私の場合、横向きに寝るときだけは枕があったほうが楽なので、そうしています。

ねこ背を防ぐにはふだんの姿勢を意識してまっすぐにしたり、体操をしたり、何らかの努力が必要ですが、その点、枕を使わずに寝ることは努力がいりません。人によって合う、合わないがあると思いますが、とても簡単にできることなので、ねこ背が気になるという方はためしてみてください。

◎枕なしで寝ると、背中が伸びる

＊ 8 ＊

「体によい習慣」を生活に根づかせる

健康に過ごせるかどうかは、日々の生活の仕方や習慣に負う部分がとても大きいと思います。

1日に10分でも体を柔らかくする体操をしている人としていない人とでは、5年後、10年後には体の柔軟性に大きな差が出るでしょうし、10種類以上の野菜を毎日たくさん食べる人と、その半分以下しか食べない人とでは、高血圧、脳卒中、糖尿病、がんなどの生活習慣病の発症リスクはかなり違ってくるはずです。

1日に体操を10分するかしないか、1日に野菜を100グラム多く食べるか食べないかの差は、1日という単位で見ればごくわずかです。

しかし、**1日10分の体操を10年続ければ、3万6500分（608時間）も体**

操をした計算になります。まさに「ちりも積もれば山となる」で、何年ものの長い時間が経過すると、その差はとんでもないものになります。

そう考えると、健康な人生を送るには、体にいい小さな習慣を、できるだけたくさんつくることが非常に大事です。一度習慣にしてしまえば、それを意識しなくても行動できるようになります。

反対に体に悪い習慣があれば、そのマイナス面をちゃんと認識して、やめたり改善したりする必要があります。不規則な生活、バランスの悪い食事、お酒やタバコ、運動不足、睡眠不足、過度なストレス、マイナス思考といったものは、すべて悪い習慣につながります。

悪い習慣が一度定着してしまうと、それを変えるには、相当な努力が必要になります。

体に悪いと感じながらもやめられないのは、体によくないことを体で実感できていないからです。「わかっているけどやめられない」というのは、じつは腹の底ではわかっていないということなのです。

「脳梗塞をきっかけにタバコをやめた」という人がたまにいますが、命に関わる経験をして、その危険性がやっと腹に落ちたということなのでしょう。


では、体に悪い習慣をよい習慣に変えるには、どうすればいいのでしょうか？その鍵を握るのは、目標の立て方です。まず大事なのは、目標を高くしないことです。


たとえば長年腰痛に悩んでいる人が、整体の専門家から、腰痛に効く体操を教えてもらうとします。

最初はこれでよくなるかもしれないと熱心に毎日20分程度やるものの、1、2週間たっても、よくなる兆候は現れません。そうなると次第に気分が乗らなくなり、やらない日が出てきます。

そして1カ月をすぎた頃には、やらなくても変わらないという結論を自分で出して体操をやめてしまうのです。

もし、もう少し頑張っていれば、腰痛は次第に軽減していったかもしれません。

このような場合、体操を長く続けようと思うなら、はじめの目標設定を低くすることです。

「毎日必ずやるぞ」とあまり力まず、「忙しければ時間を短くしたり、場合によってはやらなくてもかまわない」「ともかく2カ月はやってみる」といった気持ちで始めることです。

つまり、**100点をめざすのではなく、「70点ぐらいでいい」という気持ちでとり組む**ことです。

目標を立てる際にもう一つ大事なことは、**新しく始めた行動によって何らかの喜びや充実感、あるいは心地よさが感じられるようにする**ことです。

たとえば、かかりつけの医師からもっと歩くようにすすめられて、毎日30分以上ウォーキングすることを決めたとします。ただ健康を意識してウォーキングするのでは果たして長続きするか、いささか心もとない。少しでも楽しめるようにできないだろうか。そう思っているうちに、近くの公園をぐるりと回る散歩コースの途中に喫茶店があることを思い出します。

「よし、ウォーキングが終わったら、あそこでコーヒーでも飲んで休憩しよう」

そう思ってウォーキングを始めると、その喫茶店に寄ってゆっくりコーヒーを飲んでくつろぐことが、ちょっとした楽しみになります。

ウォーキングで体を動かした充実感を覚えながら飲むコーヒーは、体に染み込むようでおいしい。一杯のコーヒーを飲む楽しみが、ウォーキングを習慣にするきっかけとなるわけです。


あるいは、しょっちゅう夜更かしをして不規則な生活をしている人が、早寝早起きの規則正しい生活に改めようと思ったら、それによって得られるものを考えてみることです。

たとえば、早朝、太陽の光を浴びながら散歩をすると、体が軽くなることがわかり、今日1日頑張ろうと思うかもしれません。

早寝早起きによって喜びや気持ちよさを感じることができれば、その習慣は、ずっと続けられるはずです。

私自身、健康にいいと考えてやっている食事や散歩、体操など、さまざまな習慣がずっと続いているのは、心身の調子のよさが日々、実感できているからにほかなりません。

最初の目標を低めに設定する。目標に向けた行動に楽しさや気持ちよさをプラスする。そんなことを意識し、ときに工夫しながら、いい習慣を重ねていけば、体や心が変化していくのを実感できるはずです。そうなれば、その習慣はさらに強化されます。

いい習慣を揺るぎないものにするには、そんな好循環を起こすことがポイントなのです。

◎目標を低めに設定して、体にいい習慣を身につける

第2章

＊＊

食べ物だけで、体はこんなに変わる！

＊9＊

毎日15種類以上の野菜をとる

健康な食生活を考えるうえでもっとも重要な食材は、野菜かもしれません。

なぜなら野菜には、がん、高血圧、脳卒中、心筋梗塞などの生活習慣病を予防するうえで効果的な栄養素（ビタミン、ミネラル、食物繊維、ポリフェノールやカロテノイドなどのフィトケミカルなど）が豊富に含まれているからです。

私の毎日の食事メニューは、野菜をかなり意識したものになっています。

食事でとる野菜は、あしたば、よもぎ、芋の葉、青いパパイヤをはじめ、ニンジン、パプリカ、キャベツ、ナス、白菜、小松菜、ほうれん草、チンゲン菜、オクラ、大根、紫玉ねぎ、セロリ、ブロッコリー、にら、いんげん、トマト、ゴーヤ、紅芋、カボチャ、へちま、シソ、もやし、ねぎ、空心菜《クウシンサイ》、パクチーなど、かなり多岐にわたります。

生野菜をそのまま多くとると、消化にあまりよくないので、基本的にはスムージー状にしたり、煮たり、炊いたり、温野菜にして食べるようにしています。

朝食時にはそのときどきの旬のものを中心とした7、8種類の炊いた野菜に、少量の水を加えてミキサーで混ぜ、どろっとしたスムージー状にして食べています。

野菜の炊き方には一工夫しています。前の晩、炊飯器にかつお節と昆布と適量の水と一緒に野菜（根菜は薄切りに）を入れて、白米を炊くときの「炊飯」設定で予約をしておきます。すると翌朝にはいい感じに野菜が炊き上がっています。

朝食では、次のようなジュースも飲んでいます。

最初に、粗く切ったニンジンとシークワーサーの汁（またはレモン汁）をミキサーに入れて、スイッチを入れます。その後にりんごを入れて再度ミキサーにかけてから毎朝飲んでいます。私の場合、朝食については出勤前であまり時間がないので、短時間で消化よく高栄養のものがとれるようにしていますが、時間のある方はスムージー状やジュースにしなくてもいいと思います。

夜もたっぷり野菜を食べます。空心菜やへちま、キャベツやナス、ニンジンなど5種類以上の野菜を薄い味つけで煮たり、炒《いた》めたりして食べています。

煮込むときは、高温でぐつぐつ煮込むのではなく、鍋で水を沸騰させたら、後は弱火で野菜を加熱します。そうやって野菜を煮込むと、ビタミン類をあまり壊さずにすみます。

鍋で野菜を調理するときは、よりおいしくなるように、もずく、わかめ、ひじきなどの海藻類、しいたけやしめじ、エリンギなどのきのこ類、魚、豚肉、鶏肉などの食材も加えることが多いです。

私がこの年まで健康でいられるのも、こうしたたくさんの種類の野菜を、毎日おいしく食べているからだと思います。

○野菜中心の食事が健康の基盤になる

＊10＊
野菜をとって体のサビを落とす

野菜をたくさんとることには、じつにさまざまなメリットがあります。
まず一つ目は前述したように、野菜には、がん、高血圧、脳卒中、心筋梗塞といった生活習慣病を予防する栄養素が豊富に含まれていることです。

２つ目は、**体をサビさせる活性酸素を減らす効果**です。

仕事や人間関係のストレスが多く、食品添加物など加工食品をとることが多いと活性酸素は増えますが、現代人はそのような生活になりがちです。
活性酸素が増える環境で生活をしているなら、それをできるだけ減らす工夫を積極的に行ったほうがいいと思います。

野菜には、活性酸素を減らす抗酸化成分が含まれるものがたくさんあります。抗酸化成分には、ビタミンC、ビタミンE、カロテノイド、ポリフェノール、βカロテン、含硫《がんりゅう》化合物などがあります。

ビタミンCはブロッコリー、パセリ、パプリカ、カリフラワー、ピーマン、**ビタミンE**はナッツ、ゴマ、オリーブオイル、**カロテノイド**はほうれん草、カボチャ、小松菜、シソ、チンゲン菜、トマト、とうがらし、**βカロテン**はニンジン、カボチャ、ピーマン、**含硫化合物**は玉ねぎ、にら、キャベツ、ブロッコリーなどの野菜に多く含まれます。

また、**ポリフェノール**は赤ワイン、ブルーベリー、ココアなどに多く含まれます。

3つ目は、ダイエットの食事メニューが野菜を中心に考えられることが多いように、**たくさんの量を食べても、カロリーが低くてすむ**ことです。野菜の割合を常に多くすると、肥満や糖尿病の予防にもなります。

野菜はこのように健康な体をつくるうえでたいへん重要なものですが、日本人は野菜の摂取量がかなり不足しているといわれています。

厚生労働省は成人が1日に摂取する野菜の目標量を350グラム（1皿約70グラムの小皿の野菜料理を5皿）以上と定めていますが、2016年の国民健康・栄養調査によると、日本人の1日当たりの野菜の平均摂取量は276・5グラムでした。とくに20～30代といった若い世代ほど摂取量が少ないようです。

また、5皿以上の野菜料理を食べている人の割合は、成人の約3割でした。

1日の摂取量350グラム以上という目標数値は一つの目安なので、体重、年齢、健康状態、体質などさまざまな条件によって、その人に適した摂取量は多少変わってくるでしょう。

日本人の野菜摂取量が少ない理由としては、サラダにして食べる人が多いことも考えられます。サラダはかさが増すので、実質は見た目よりかなり少なくなるのです。

先述したように、私は野菜をとるときは、熱を加えて消化しやすくするだけでなく、量も多くとれるようにしています。

野菜不足が気になる方は、サラダと比べると一手間かかりますが、調理法をちょっと工夫されてみてはいかがでしょうか。

野菜の摂取量や種類を増やした食生活を続けると、やがて体の状態が変わるのが実感できるはずです。

○活性酸素を減らす抗酸化成分を野菜からとる

＊11＊ ベジタブル・ファーストで脂肪を減らす

「ベジタブル・ファースト」という言葉を最近よく聞くようになりました。

ベジタブル・ファーストとは文字通り、食事の際に最初に野菜を食べ、その後に魚や肉などのタンパク質とご飯の糖質を摂取する食事法です。

そのような食べ方をすると、余分な糖質や脂質の蓄積を防ぎ、肥満や糖尿病など生活習慣病の予防効果があるといわれています。

肥満や糖尿病の予防には血糖値のコントロールが必要ですが、そのためには食後の血糖値の急上昇を防ぐことが重要です。

血糖値が上がると、それを下げるために大量にインスリンが分泌されますが、インスリンには使いきれなかった余分な糖を脂肪に変えて蓄える性質があります。そのため糖質の摂取が多いと、太りやすくなります。また血糖値がインスリンによって急激に低下すると、脳は不必要な空腹感を覚え、糖質をさらに強く求めるので食べすぎてしまいます。

野菜をはじめ、きのこ、海藻、納豆などに豊富に含まれる食物繊維は、糖質の吸収を緩やかにし、血糖値の急上昇を抑えてくれます。それによって過剰なインスリンの分泌が抑制され、脂肪の吸収が妨げられます。

また食物繊維には、老化促進物質といわれる老化タンパク質・AGE（終末糖化産物）の吸収を抑え、排出する効果も期待できます。

老化タンパク質とは、食事でとった余分な糖質が、体内のタンパク質と結びついて起こる糖化によってつくられる物質で、シミやシワ、動脈硬化や白内障、アルツハイマーなどの要因になることが指摘されています。

私は野菜中心の食事ですので、必然的にベジタブル・ファーストになっています。

食卓で肉料理と野菜が並んでいたら、おいしそうな肉料理からお箸《はし》をつけて、ご飯と一緒に食べるという人が多いと思います。でもこれからは、肉から食べたいと思ってもぐっと抑えて、野菜から食べる。できるだけ、そのような習慣をつけるといいと思います。

◎野菜に含まれる食物繊維で老化タンパク質をとり除く

＊12＊

粗食ではなく、肉をしっかり食べる

健康長寿の人の食事の仕方を見ていると、2つの共通する傾向がうかがえます。

一つは、菜食主義に偏った人があまりいないことです。

もちろん**野菜は人一倍多くとっているものの、肉や魚などのタンパク源もかなり食べている**のです。80代、90代といった高齢でも、分厚いステーキやトンカツを週に二度食べるような人もいます。

もう一つは、**食事をゆっくり咀嚼《そしゃく》しながら、量をしっかりとっている**ということです。つまり、食べることを楽しんでいる方が多いのです。

こうした人たちを見ると、最近注目されている粗食ブームは一体どれほど体にいいのか少し疑問に思います。

そもそも粗食が体によいという考えは、がんや糖尿病、高血圧、動脈硬化などの生活習慣病の原因が、動物性タンパク質や糖質の過剰摂取にあるとされていることが主な根拠になっています。

これは、栄養過多に陥っている現代人の食のあり方に対する反動ともいえます。

たしかに、栄養過多といわれがちな現代人の食生活は、野菜が不足気味で、動物性タンパク質や炭水化物などの糖質が多くなる傾向にあります。

つまり、こうしたバランスの悪さを解消しようと考えられたのが、粗食というわけです。

しかし、粗食は肉類や食事の量をかなり抑えるわけですから、その点でバランスのいい食事とはいえません。

食事において何よりも大事なのは、全体のバランスです。それまで肉をたくさん食べ、食事の量もけっこうとっていた人が急に粗食に切り替えるのは、危険だと思います。

実際、粗食を実践している人のなかで、新型栄養失調になる人が後を絶ちません。新型栄養失調とは、簡単にいってしまえば、タンパク質の不足です。

粗食の基本的な考え方は、主食の米を多くして、おかずを少なめにする。肉類を減らすかやめるかして、その分、魚介類を食べる。ただし、タンパク質は基本的に大豆を主原料とする納豆や豆腐からとる。野菜や山菜を多めにとり、味噌汁や漬物などの発酵食品を毎日欠かさない。そして一回あたりの食事の量を腹六、七分目に抑える――といったことです。

こういった粗食のメニューを見ると、一見体によさそうです。しかしながら体に不可欠な動物性タンパク質が圧倒的に足りないといわざるをえません。

タンパク質は20種類のアミノ酸で構成されていますが、このうち**必須アミノ酸といわれる9種類のアミノ酸は、体に必要でありながら体内でつくれないため、**

肉などの食物からとるしかないのです。

また栄養物質の運搬などを担っている血液中の血清アルブミンは、数値が上がると老化防止に役立つことがわかっていますが、それは肉に多く含まれます。

人間総合科学大学の熊谷修教授は、①毎日80グラム程度の肉を食べるグループ（よく肉を食べるグループ）、②同じく60グラム程度の肉を食べるグループ（やや肉を食べるグループ）、③同じく40グラム未満の肉を食べるグループ（ほとんど肉を食べないグループ）に分けて実験をしたところ、**①のグループは③のグループに比べて、死亡リスクが43％も低い**というレポートを発表しています。

肉のタンパク質は血管を強くするので、脳卒中の防止に役立ちますし、免疫力をアップさせ、細菌やウイルスへの抵抗力を高めてくれます。

ただし、あまり肉をとりすぎると、飽和脂肪酸やコレステロールも豊富なため、動脈硬化のリスクが高くなります。

しかし一方で、コレステロールは、体をつくる60兆個の細胞の原形質膜の材料として必要なものであり、また男性ホルモンや女性ホルモンの材料としても欠かせない大切なものです。

ですから、**コレステロールを悪と決めつけて、極端にとらないようにするのはかえってよくありません**。

バランスのいい肉の食べ方としては、牛・豚肉は赤身だけでなくロースを、鶏肉もささみだけでなく胸肉やもも肉などを、適量とるのがいいでしょう。

粗食を続けている人のなかには、肉も魚もほとんど口にせず、大豆を原料とする豆腐や納豆からのみ、タンパク質をとっている人もいます。

しかし、青魚には疲れをとるＤＨＡやＥＰＡが多く含まれていますし、動物性の肉にも前述のようにさまざまな効能があるわけです。

私は、食生活においては粗食にはほど遠いといえます。毎日、チーズなどの乳製品、肉、魚を食べてしっかりタンパク質をとっていますし、食事の量は腹九分目くらいです。

平均的な高齢者よりも、肉も食事の量も多いほうだと思いますが、私自身は日々の仕事をこなしたり、散歩したりもするので、それに費やされる活動エネルギーを考えると、自分にとっては適量だと感じています。

ただし食事の量は、一般には腹八分目ぐらいがいいように思います。

健康長寿でいようと思えば、肉を極端に減らす粗食にはこだわらないほうがいいでしょう。

もちろん、たまに粗食にしてみるというのはありだと思います。たとえば肉をつい食べすぎてしまった。そんな日の翌日を粗食で過ごすのは、胃を休める意味でもいいでしょう。

○肉に含まれる血清アルブミンは老化防止に役立つ

＊13＊

ヨーグルト、チーズなどの発酵食品を欠かさない

私が毎日欠かさず食べるようにしているものに、ヨーグルト、チーズ、発酵にんにくといった発酵食品があります。台湾も日本に負けず発酵食品が多く、こちらに来てからは口にする発酵食品の種類が増えました。

なかでもよく食べるのが、沖縄の「豆腐よう」に似た「豆腐乳（腐乳《ふにゅう》）」です。豆腐乳は台湾ではポピュラーな食べ物で、豆腐と米麹《こうじ》と紅麹を一緒に塩水につけて発酵させたものです。少量でも非常に濃厚な味わいなので、温野菜にトッピングしたり鍋料理に入れたりして食べています。

発酵にんにくは自家製です。大量に買ってきたにんにくを10日ほど天日干しに

し、皮が１枚１枚自然にはがれるくらいまで、しっかりと乾燥させます。乾燥の度合いは、にんにくの身が硬くなるのを目安にしてもいいでしょう。

それを大きな瓶３、４本に詰めて密閉し、日のささない場所に保管します。すると４００日ほどで熟成します。その期間が長ければ長いほど甘くなり、にんにくはだいだい色になります。

強い臭いを発するにんにくですが、発酵にんにくにするとほとんど無臭になり、甘みが増して食べやすくなります。

にんにくは、野菜のなかでも強い抗酸化作用がある、フィトケミカルを含んでいます。あの強い香りと辛みがフィトケミカルなのですが、にんにくには、このフィトケミカル由来の抗がん作用があることが知られています。

専門家による研究、調査では、乳がん、胃がん、結腸腺がんの予防に有効であることが報告されています。

酵母やカビなどの微生物によって変化した食材を発酵食品といいますが、発酵食品が体にいいのは、発酵の過程で栄養価が上がるからです。

発酵作用によって、タンパク質はペプチドやアミノ酸に変わり、糖質は乳酸やアルコールに変わります。ペプチドは抗酸化作用を持ち、血圧や血糖値を下げたり、コレステロールを低下させる効果があります。乳酸菌は腸内細菌の動きを活発にします。

小腸から大腸にかけては1000種類、1000兆以上の細菌が群生していて、顕微鏡でのぞくと、まるでお花畑のようなので腸内フローラといわれています。

腸内フローラは、免疫力をアップさせ、老化防止の働きをする善玉菌、脂質や動物性タンパク質を好み、便秘や下痢、アレルギーの原因となる悪玉菌、ふだんはおとなしいものの悪玉菌が増えると悪玉菌に変わる日和見《ひよりみ》菌の3種類の菌で構成されており、そのバランスが健康状態を大きく左右します。

もちろん、いい腸内フローラは悪玉菌が少なく、善玉菌が多い状態です。

腸内細菌で気をつけたいのは、加齢とともに善玉菌が減少し、悪玉菌が増えて

いくことです。とくに50歳をすぎたあたりから急速に善玉菌が減っていきます。ですから、**年をとればとるほど、腸内フローラを整える食事が大事**なのです。

納豆も腸内細菌を整えてくれる強力な食品ですが、納豆のいいところはそれだけではありません。大豆を発酵させることで生まれる酵素、ナットウキナーゼは血流を改善し、血栓を溶かす作用を持っています。

発酵食品は微生物の作用によって分解が進むので、消化吸収がよく、また多くのアミノ酸や酢酸《さくさん》が発生するので、味もおいしくなります。

世界各地にその地域の特色を生かした固有の発酵食品があり、習慣的に食されているのは、そのためでもあるのでしょう。

健康長寿の人を多く輩出する地域には、たいていその土地の産物からつくられた発酵食品を食べる習慣が根づいています。その事実は、発酵食品が優れた健康食であることを証明しています。

和食がユネスコの無形文化遺産に登録されたこともあり、世界的に和食のブームが起きています。世界の各都市で寿司などの和食を提供する店が増え、和食の注目度はこれまでにないほど上がっています。

和食が人気になっているのは、味噌、しょうゆ、納豆、漬物など発酵食品の種類が多く、健康によいことも大きな理由となっているようです。

これほどたくさんの発酵食品に恵まれている日本人は、とても幸運といえます。その恵みをもっともっと積極的に享受していけたらと思っています。

○健康長寿者は発酵食品を頻繁に食べている

＊14＊

果物は少量でも毎日食べる

台湾は果物が豊富です。マンゴー、パパイヤ、パイナップル、パッションフルーツ、ライチ、ドラゴンフルーツ、ドリアンなど、おいしいうえに安価で手に入るので、果物が好きな人にとってはたまらないと思います。

私はたくさん食べることはありませんが、**毎日さまざまな種類の果物を少量（100グラム以下）、野菜と一緒にスムージー状にして食べています。**

果物には、ビタミンB・E、ミネラル、食物繊維、フィトケミカルなどの成分が豊富に含まれています。ポリフェノール、カロテノイドやフラボノイドなどのフィトケミカルは老化、がん、動脈硬化の原因となる活性酸素を抑える効果があ

ります し、食物繊維はコレステロールを低下させ、便通を改善します。
日本人は野菜と並んで果物でも国が定める摂取目標を大きく下回り、しかも年々摂取量が低下傾向にあるといわれています。ふだん果物をあまり食べていない人は、毎日少量でも食べる習慣をつけるといいと思います。

果物は糖分が多く、肥満や糖尿病、高脂血症の原因になるから食べないという人もいます。

最近の果物は品種改良によって全般的に昔より糖度が高くなり、スイーツのように甘いものもあるので、なおさらそう考えるのかもしれません。

しかし、血糖値の改善によくないというイメージにはかなり誤解があります。

果物に含まれる果糖、ショ糖、ブドウ糖といった糖分は、でんぷんを原料にした人工的な糖とは、体に与える影響が本質的に違います。

食後に血糖値が上がるのは当たり前のことで、問題は血糖値が食後に急上昇する「食後過血糖」なのです。

血糖値が急上昇すると、それを下げようとしてインスリンが分泌され、余分な糖を脂肪としてため込みます。それが心疾患や動脈硬化を招くわけです。

ところが、**果物の単糖類（果糖、ブドウ糖）は「食後過血糖」のような急激な血糖値の上昇を起こしません。**しかも食物繊維が豊富なため、炭水化物の吸収を穏やかにするので、血糖値の上昇がより抑えられるのです。

ただし、とりすぎはよくありませんから、ほどよい量を毎日食べるようにするといいでしょう。

また、果物を食べるタイミングとしては、夕食後に食べるよりも、基礎代謝の高い朝にとるといいと思います。

◎果物は体の抗酸化力を高める

＊15＊

体の土台となるカルシウムをたくさんとる

私は最近、自宅のマンションの段差で転び、顔を強打しました。顔には赤紫色の大きな内出血の痕《あと》が長く残りましたが、幸い骨には異常がありませんでした。

会う人たちはみな、「その顔、どうされたんですか？」と驚いていましたが、同時に「骨がしっかりされているんですね」と妙な感心もされました。それだけ激しく転倒すれば、高齢者ですからふつうは骨に罅《ひび》が入ったり、折れたりするのに……と思われたようです。

私はもともと骨太で体格がいいのですが、この年になっても骨が丈夫なのは、ふだんの食事でカルシウムを多くとっているからだと思います。

加齢とともに自然に骨密度は低下しますから、高齢になってからはそれを意識して、多めにカルシウムをとったり、体を動かしたりするようになりました。現在、私の骨密度は正常値内（※20〜44歳の平均値の80％以上が正常）です。

骨密度は、加齢とともに低下します。もっとも高くなるのは、男性の場合は25〜30歳、女性は20〜25歳。それをすぎると徐々に低下し、老年期に入ると骨粗しょう症にかかる割合が急増します。

男性と比べると、女性は骨粗しょう症になりやすいと前に触れました。というのも更年期を迎えて閉経すると、女性ホルモンのエストロゲンが急速に減少する影響で骨密度が低下するからです。

骨は、代謝によって毎日新しくつくられます。これを「骨形成《こつ》」といいます。一方で、古い骨細胞が壊され、カルシウムが不足している血液に骨の組成分が吸収される「骨吸収」という現象も、絶えず体のなかで起こっています。

30歳頃までは、骨形成の働きが骨吸収のそれを上回るものの、年齢とともに骨形成より骨吸収の働きのほうが活発になってきます。これが骨密度を低下させ、骨粗しょう症を招くメカニズムです。

ですから、いつまでもしっかりした骨を保つには、骨形成の働きを活発にする食事を心がけ、毎日歩いたり、体操をしたりして体を積極的に動かす習慣をつけることが大切なのです。

一見、体格がよく骨もしっかりしていそうなのに、ふだんの食事が炭水化物に偏っていたり運動不足だったりして年齢以上に骨がもろい人もいます。

体ががっしりしているように見えても、骨までそうとは限らないので、自分の生活習慣に不安がある人は、体の外見にとらわれることなく気をつけたほうがいいと思います。

骨を形成するのに必要な成分は、カルシウム、ビタミンD、ビタミンK、マグネシウムです。

カルシウムはチーズ、ヨーグルト、豆腐、納豆、しらすなどの小魚、ひじき、わかめやもずくなどの海藻、小松菜やチンゲン菜、芋の葉などの緑黄色野菜に多く含まれています。

私はチーズが大好物なので、診察に出かけるときは一口サイズのものをカバンに入れ、休憩中に食べています。

ヨーグルトも毎日欠かしませんが、冷蔵庫に入れて冷やすと乳酸菌の活動が低下し、体も冷やすので、口に入れる前にできるだけ常温にして食べるようにしています。

店に並んでいるヨーグルトはさまざまなタイプの乳酸菌でつくられています。これだけ種類が多いとどれを選べばいいか迷ってしまいますが、人によって合う乳酸菌とそうでない乳酸菌があるようです。できればいろいろなヨーグルトをためし、自分の体に合うと感じるものを選ぶといいでしょう。

ビタミンDは腸内でのカルシウムの吸収をうながし、日光に当たることでもつくられます。いわしや鮭などの魚類やしいたけに多く含まれます。

ビタミンKは骨にカルシウムを沈着させる作用や、カルシウムが尿中に排泄されるのを抑える働きをするもので、納豆、モロヘイヤ、シソ、ほうれん草、芋の葉などに多く含まれます。

マグネシウムは骨を形成する骨芽《こつが》細胞に働きかけ、カルシウムがつくられるのをサポートします。マグネシウムを多く含む食品には、ひじき、わかめ、こんぶ、納豆、豆腐、味噌、あさり、はまぐり、キンメダイやいわしなどの魚、しいたけなどがあります。

このようにビタミンD、ビタミンK、マグネシウムは、カルシウムの吸収をうながす作用を持っているので、骨形成にはカルシウムと併せて、それらを含む食材をバランスよくとることが欠かせません。

骨密度の高い丈夫な骨は、体の基礎となるものです。健康でいるには、骨の健康という土台をしっかりさせることが大切なのです。

○ビタミンD、ビタミンK、マグネシウムもバランスよくとる

＊16＊ 老化を防ぐオリーブオイルをとる

肥満やコレステロール値の上昇につながる食材といえば、真っ先に油があげられます。しかし一方で、油は体を動かすエネルギー源になり、老廃物の排出をうながす細胞膜の形成にも役立ちます。

すなわち健康にとって、油は欠かせない大事なものです。

とはいえ、油はとり方によって体によかったり悪かったり、そもそも体にいい油とよくない油があったりします。ですから健康を考えるうえでは、どのような油をとるかがポイントになります。

私は油に関しては、ふだんオリーブオイルをよく使っています。この油がどのように体によいかは後ほどお話しします。

まず油について簡単に説明したいと思います。油は大きく飽和脂肪酸と不飽和脂肪酸の2つに分けられます。飽和脂肪酸は主として肉や乳製品に含まれ、常温で固まるものが多く、これは脂と書きます。不飽和脂肪酸はサラダ油、コーン油、ひまわり油、紅花油などに多く含まれ、常温で固まらないものが多く、油と書きます。

不飽和脂肪酸のなかには「多価《たか》不飽和脂肪酸」と呼ばれるものがあり、体には必須のものなのですが、体内でつくれない成分で、必須脂肪酸といわれています。

さらに必須脂肪酸は、大きくオメガ3脂肪酸とオメガ6脂肪酸の2つに分けられます。

オメガ3脂肪酸の代表的な脂肪酸はα－リノレン酸で、これは青魚のいわしやさんまのほか、エゴマ油、亜麻仁《あまにゆ》油、シソ油などに含まれます。

オメガ3脂肪酸は、最近では認知症を予防する効果が注目されているほか、中性脂肪を下げる、悪玉コレステロール値を低下させる、動脈硬化や高血圧を予防する、不整脈を予防する、認知機能の衰えを防ぐ、アレルギー症状を抑えるなど、多岐にわたる健康効果があります。

オメガ6脂肪酸の代表的な脂肪酸はリノール酸で、主にサラダ油、コーン油、紅花油、ひまわり油、ゴマ油などに含まれ、血中のコレステロール濃度を下げるなどの作用があります。

多価不飽和脂肪酸のオメガ3脂肪酸とオメガ6脂肪酸は、どちらか一つでも多くとればよいというものではありません。その摂取バランスは、オメガ3脂肪酸が1、オメガ6脂肪酸が4の割合が理想とされています。

ところが、一般にはオメガ6脂肪酸を多く含んだ食用油を使うことのほうが圧倒的に多いので、多くの人がオメガ6脂肪酸を過剰に摂取しています。

オメガ6脂肪酸は体に欠かせないものですが、オメガ3脂肪酸とのバランスを大きく崩すほど多量にとると、マイナスの働きをします。アレルギー症状や花粉症を多発させ、アルツハイマー病、パーキンソン病などの神経性疾患やうつ病の原因になることもあります。

オメガ3脂肪酸とオメガ6脂肪酸をバランスよくとるには、さばやいわしなどの青魚をよく食べる、シソ油や亜麻仁油を使うことでオメガ3脂肪酸を多めにとる、一方でオメガ6脂肪酸を含む食用油を控えたり、それを使う調理を減らすなどの工夫が必要です。


ここで私がふだんよく使うオリーブオイルについてお話ししましょう。

私のオリーブオイルのとり方は、毎朝スムージー状にした野菜にスプーン1杯加えて飲むというものです。オリーブオイルは、一価不飽和脂肪酸の構造を持ち、オメガ9脂肪酸のオレイン酸が豊富です。

オレイン酸は、活性酸素を減らす抗酸化作用を高める力があります。それによってがんを予防したり、さらにコレステロール値の低下をうながすことで脳血管障害、動脈硬化や高血圧の予防に役立ちます。

オリーブオイルには美肌効果やダイエット効果があることもわかっています。

加えて強い整腸作用を持っていることも、オリーブオイルがことに女性から支持される理由なのでしょう。

年をとると腸の働きが弱まり、便秘になりがちです。オリーブオイルに含まれるオレイン酸は、腸に刺激を与えて腸の動きを活発にすることで、お通じをよくしてくれます。便秘がちの方は、食前にスプーン1、2杯のオリーブオイルをとることをおすすめします。

私は幸い便秘らしい便秘をしたことがないのですが、オリーブオイルを欠かさずとっていることも、快便の理由の一つなのかもしれません。

◎ 体によい油を食事にとり入れる

＊17＊

週一回、薬膳スープで細胞をよみがえらせる

健康にいいものは工夫しておいしく食べることが大事です。いくら体によくても、おいしくなければ積極的に食べようとは思いません。基本はあくまでおいしく。それが体によいものを習慣的に食べ続けるコツです。

たとえば健康的な食材をたくさん入れてつくるスープは、簡単にできておいしく、しかも栄養たっぷりのメニューとしておすすめです。

玉ねぎ、ニンジン、キャベツ、ほうれん草などたくさんの種類の野菜を鶏がらの出汁《だし》で煮込んだ野菜スープ、レンズ豆、トマト、貝などを煮込んだレンズ豆のスープ等々、いろいろなタイプの健康スープがありますが、**私が長年好んで飲ん**

でいるのが漢方薬の十全大補湯《じゅうぜんだいほとう》が入った薬膳スープです。週に最低一回は飲んでいますが、滋味に富んでいて、いくら飲んでも飽きません。

当帰《とうき》、川芎《せんきゅう》、芍薬《しゃくやく》、地黄《じおう》、蒼朮《そうじゅつ》、茯苓《ぶくりょう》、人参《にんじん》、桂皮《けいひ》、黄耆《おうぎ》、甘草《かんぞう》といった漢方薬を使った十全大補湯の十全には、十分な体力をつくるという意味合いがあります。十全大補湯には、免疫力を高めて体の抵抗力をつける、たまった疲れをとる、血行を促進し冷え症を治すなどの効果があります。

台湾では、冬至の日に無病息災を願って、この薬膳スープを飲む習慣があります。

十全大補湯は漢方薬のほかに、鶏肉、羊肉、排骨《ソーキ》などを一緒に煮込むことが多いのですが、私の場合は、コラーゲンが豊富な鶏を丸ごと一羽入れて、そこに棗《なつめ》や枸杞《くこ》の実を加えてつくっています。

漢方には、食べ物は薬と同じという「医食同源」の考え方があります。薬膳料理はこの考え方をもとにつくられたものです。

人間の体は食べるものでできているので、どのようなものを食べるか、どのような食べ方をするかが健康状態を大きく左右します。

「食は薬」といういい方には、いささかの誇張もありません。食とはずばり、体を整える薬なのです。

古く中国の宮廷に仕えた侍医《じい》たちは、医食同源の思想に基づき、漢方薬の分類法と同じ方法で、食べ物を性質や作用ごとに細かく分類しました。

薬膳スープを飲むと、体中の細胞が強い力を与えられ、よみがえってくるような感じがします。

薬膳スープに入れる漢方薬はそれぞれ効能が違いますから、自分が求める効能を持った漢方を選んで、好きに組み合わせてもいいでしょう。

滋養強壮、免疫力賦活《ふかつ》、血行促進等々、さまざまな効能をもたらす薬膳スープは、食としても楽しめるものです。

そうした精妙な味わいを持っているからか、単独でそれぞれの漢方を飲むよりも、体の奥深くまで染み入るように感じられます。薬膳スープが生命力を賦活するような力強さがあるのは、そのせいかもしれません。

○医食同源の考え方で食材をとる

＊18＊

くつろいでいる時間に緑茶を楽しむ

台湾ではお茶を楽しむ文化がとても発達しています。日本の急須を小さくしたような茶壺《ちゃつぼ》から、お猪口《ちょこ》のように小さい茶杯にお茶を何度も繰り返して注ぎ、温かいお茶をゆっくり味わうのです。

私も仕事の合間や自宅でくつろいでいるときには、よく緑茶を飲みます。

緑茶には渋み成分であるカテキンというフィトケミカルが多く含まれます。**フィトケミカルは生活習慣病やがん、老化などの原因となる活性酸素を強い抗酸化作用でとり除き、免疫力を高める作用を持っています。**

のどが渇いたり、くつろいでいるときに飲むものとして、コーヒーや紅茶を好まれる方もたくさんいると思います。

コーヒーには体内の炎症を抑えたり血糖値を改善したりするクロロゲン酸というフィトケミカルが、紅茶には骨粗しょう症の原因となる破砕細胞の増加を阻止するテアフラビンというフィトケミカルが多く含まれます。

またコーヒーには、血管を守り、動脈硬化を防ぐアディポネクチンという長寿ホルモンの分泌をうながす作用があることが最近わかってきました。

このようにお茶には、老化防止につながるさまざまな効能を持ったフィトケミカルが含まれているので、そのときどきの気分や好みによってお茶の種類を変えて楽しむのもいいと思います。


老化の主な原因の一つと考えられている活性酸素については前に少し触れていますが、改めてご説明しておきましょう。

人間は呼吸によって酸素をとり入れることで栄養素を代謝し、エネルギーに変えます。この過程で約2％が強い酸化作用を持つ活性酸素になります。

活性酸素による酸化とは、細胞がサビつくことです。細胞がサビつけば、細胞の機能は弱まります。それがすなわち老化です。

偏った食事、不規則な生活、睡眠不足、仕事や人間関係などによるストレス、運動不足、農薬や食品添加物などの化学物質、大気汚染、紫外線、電磁波……。

こうしたものは、すべて体内で活性酸素を必要以上に増やす原因になります。

現代人は、活性酸素をとても増やしやすい環境に生きているわけです。

そうした環境にいるからこそ、いっそう食事や生活習慣に気をつけて、活性酸素を増やさないようにすることが大事なのです。

毎日お茶を嗜《たしな》むことも、有効な方法の一つであるのはいうまでもありません。

○お茶は体にダメージを与える活性酸素を減らしてくれる

第3章

＊＊＊

体に悪いものを徹底してとり除く

＊19＊

甘いものを食べない習慣をつける

間食が多い人には、たいてい決まったパターンがあります。食事時に十分な量をとっていない、また、1日3食ちゃんととっている場合でも、不規則な生活から食事の時間が定まっていない、などです。こうした習慣があると、どうしても空腹を感じる時間が多くなります。そのため、口さびしくなって、お茶うけにお菓子を食べたりするのです。間食のクセがついている人は、いつもお菓子を身近なところにおいてちょこちょこ口にするので、トータルすると毎日けっこうな量になっています。

私は甘いものをあまり好まないので、基本的に間食をしません。間食をせずにすんでいるのは、決まった時間に3食しっかり食べているので、空腹を感じることがないせいもあります。

よく聞く間食には、チョコレートをはじめビスケット、せんべい、飴《あめ》、アイスクリームなどがあります。こうした食品の主成分は糖質を多く含む炭水化物ですから、習慣的に口にすると血糖値が上がります。

さらに、善玉コレステロールが少なくなり、動脈硬化の原因となる中性脂肪も増えます。動脈硬化になって、それが進むと、脳卒中や心筋梗塞、狭心症のリスクも高くなります。

また血糖値を下げるために大量に分泌されるインスリンは、使いきれなかった余分な糖を脂肪に変えて蓄えます。そのため、糖質の摂取が多いと太りやすくなるのです。

間食は、そのたびに胃酸をたくさん分泌させ、胃に消化運動という余計な負担をかけてしまいます。しょっちゅう間食をしている人の胃は、休まる暇がありません。頻繁な間食は、必然的に胃の機能を低下させることになります。

それほどたくさんの量を食べているわけではないし、脂っこいものもさほど口にしていないのに、胃の調子がよくないという人は、1日でどのくらい間食をしているかをチェックしてみるといいでしょう。間食が多い人は、間食を控えると、不調が改善される場合があります。

間食が多い人は決まった時間に食事をしていないといいましたが、なかには決まった時間にきちんと食事をしていても、空腹を覚えるケースもあります。

これは米やパンなど炭水化物の量が多すぎるため、血糖値が安定しないことが原因です。


糖質を多く含む炭水化物は血糖値を急激に上昇させます。血糖値は急に上がると、その後、急激に下がるという性質を持っているので、血糖値が下がるときに、空腹を感じやすくなるのです。

それを防ぐための対策としては、炭水化物の量を減らし、血糖値の上昇を緩やかにする野菜をできるだけ多くとることが大事なのは、前述した通りです。

間食が多い人は、食事の仕方に問題がある可能性が高いので、体によくないからやめようとしても、なかなかやめることはできません。

まずは毎度の食事を規則正しくとっているか、そこから見直す必要があると思います。

◎血糖値を急激に上下させ、胃に負担をかける間食はなるべくしない

＊20＊

中高年は糖質制限をしないほうがいい

巷《ちまた》にはさまざまな健康法があふれていますが、どんな人にも必ず効果があるという普遍性を持ったものはありません。

同じ健康法でも、年齢や体の条件やコンディションによって効果が違ったり、反対にマイナスに作用するものもあります。

最近流行りの糖質を制限する食事（糖質制限）も、そんな健康法の一つかもしれません。

糖質制限は健康的にやせられるということで、実践する人は相変わらず多いようです。

糖質制限とは、糖質を多く含む炭水化物からとっていたエネルギーを、タンパク質と脂質に置き換えるというものです。

つまり、糖質を制限しようと思ったら、炭水化物が多く含まれる米やパンなどの主食を抜いて、おかずばかりを食べればいいのです。

とはいっても、糖質制限をすれば、本当に健康的にやせられるのでしょうか。

体を動かすエネルギーの半分以上は糖質をもとにつくられるので、糖質が減ればエネルギーが足りなくなります。すると体にある脂肪を分解してエネルギーを補おうとする働きが起こり、結果的に体重が減ります。

また、食後に血糖値が上昇するとインスリンが分泌され血糖値を下げようとしますが、インスリンには余った糖を脂肪に変えて蓄える働きがあります。つまり糖質の摂取量を抑えると、インスリンの分泌が減るため、太りにくくなるのです。

私の周りにも、肥満や糖尿病の予防になるからといって、糖質制限に励む人がたまにいます。なかには1日3回の食事のうち、3回ともすべてご飯を抜いておかずだけというような徹底した人もいます。

しかし、糖質の摂取量を抑えすぎたために、どうも疲れやすくなった、筋力が衰えて力が出なくなった、などの声をよく聞きます。50代、60代、70代と高齢になるほど、そうした傾向が強くなる印象です。

筋肉が衰えて疲れやすくなるのは、体内に糖が不足すると、筋肉を分解してアミノ酸を糖に変える働きが起こったり、基礎代謝が落ちたりするためです。**筋肉が落ちると、活動性が低下し、転倒しやすくなるので、高齢者にとっては命とり**です。

また、主食を制限するとカロリー不足になるので、タンパク質や脂質を必要以上に多くとらなくてはなりません。若い頃と比べ、血管の強度が落ち、血流が悪くなっている高齢者にとって、タンパク質や脂質の過剰摂取は血管障害の原因になり、動脈硬化や心筋梗塞、脳梗塞を招く危険もあります。

おかずを多くとることで、塩分過多になる可能性も高くなります。

20代や30代の人が、食事で糖質を多少制限する程度ならいいかもしれませんが、こうしたリスクを考慮すると、40代以上の中高年や高齢者は糖質制限を避けたほうがいいと思います。

健康長寿の方で主食をほとんど食べず、おかずだけ食べるという例は私自身、見たことも聞いたこともありません。たいていの健康長寿者は、主食もしっかりと食べています。

ちなみに私自身は朝、昼、晩の3食、お茶碗一杯分の玄米と白米を、ときどきお粥《かゆ》にしたりしながら交互に食べています。

台湾に来てからは、米や小麦からつくられた麺類もちょこちょこ食べます。

ご飯や麺類を口にすることが、私の活動エネルギーの源になっているのを日々実感しています。

○高齢者の糖質制限は命とりになる

＊21＊

塩分を減らして素材を味わう

以前、取材に見えた編集者の方と一緒に家で食事をした際、「先生の食事はどれも薄味ですね」といわれたことがあります。

私にとっては味の加減はちょうどいいのですが、薄味にあまり慣れていない人には、独特の味つけに感じられるようです。

私は若い頃から、塩分のとりすぎには注意してきました。また、自宅での料理に使う塩は精製塩ではなく、ミネラルの豊富な天然塩を使うようにしています。

塩分が足りないなと感じるときは、梅干しを食べたりすることもあります。

塩分のとりすぎが血圧を上昇させ、脳卒中や心臓疾患などの疾病のリスクを高めることは、いまや誰もが知っている健康の常識です。

減塩による健康効果を証明してみせたのが、長野県の減塩運動です。長野県が減塩運動にとり組み始めたのは約50年前のことです。きっかけとなったのは脳卒中による死亡率の高さでした。

昭和30年代に脳卒中による死亡率が急上昇し、昭和40年には10万人中280人前後と全国平均と比べて100人以上も上回る全国ワースト1位を記録しました。長野県は海に面しておらず、冬が厳しいことから、塩を使った保存食を食べる習慣がありました。その代表的なものが野沢菜漬けであり、信州味噌です。

危機感を持った県は、医師や保健師が中心となって減塩などの健康指導を行い、生活習慣病予防のための講座を積極的に開きました。その結果、男女とも平均寿命に関しては都道府県別ランキングで毎年ほぼトップ、同じくがんの死亡率の低さでは約20年にわたってトップの座にいます。

これは減塩による効果だけでなく、野菜の摂取量が全国でトップと非常に多いことも要因になっていると思われます。

ただし、最近は野菜にかけるドレッシングなどの調味料を多くとることから塩分摂取が増えているのではないかという分析・報告もあり、新たな課題となっているようです。

塩分のとりすぎが健康によくないことは多くの人が知っているはずですが、日本人はいまだに必要量をはるかに超えた塩分をとっていると専門家から指摘されています。

国民健康・栄養調査によると、2017年の塩分に関する毎日の平均摂取量は成人男子が11・0グラム、成人女子が9・2グラムでした。世界的に見ても、この数値はヨーロッパやアメリカの人たちの平均摂取量を大きく上回っています。

厚生労働省による「日本人の食事摂取基準」（2015年版）の目標値は、**男性で1日8グラム未満、女性で同7グラム未満**とされており、さらに厳しいのが世界保健機関（WHO）で1日5グラム未満（16歳以上）を推奨しています。

日本人はまだまだ塩分の摂取量が多いのです。

なぜ、これほど塩分の過剰摂取の危険性が喧伝《けんでん》されているのに、日本人の塩分摂取量が減らないのか？　その理由の一つとして、冷凍食品やインスタント食品、市販の惣菜類や弁当が普及していることが考えられます。これらの食品には、塩分が多く含まれているからです。

濃い味に慣れると、減塩の薄味の料理に舌が満足できなくなってしまい、その結果、ずっと濃い味を好んで食べるようになります。

とはいえ、血圧が高く医師から気をつけるようにいわれている人は、たとえ薄味が苦手でも、少しでも減塩を心がけなくてはいけません。

最初のうちは味が薄いとおいしく感じないかもしれませんが、それを続けていると、だんだん味に敏感になってくるはずです。

薄味を続けていると、ふだん口にする野菜がいい土壌で育ったものかどうか、肉の質がいいのか悪いのかがわかるようになります。以前は好みだった濃い味のラーメンなどが塩辛く、化学調味料の匂いがきつくておいしく感じなくなったりします。味つけの薄い料理を食べ続けていると、おのずと舌の感覚が鋭敏になってくるのです。

もっとも、塩分摂取に過敏になりすぎて、塩分不足になってもいけません。ナトリウム、カリウム、マグネシウムなどの体に必要不可欠なミネラルが不足する危険があるからです。

ミネラルには胃腸の消化吸収を助けたり、タンパク質の合成をうながしたり、エネルギーの代謝を活発にしてくれる働きがあります。

ミネラル分が足りなくなると、疲れやすくなったり、食欲が落ちたり、あるいは貧血になったりします。ミネラルは元気な体には欠かせない栄養成分なのです。多すぎず、少なすぎず、減塩はあくまでバランスよくやることが大切です。

○健康に欠かせない減塩は、慣れるまで続ける

＊22＊

トランス脂肪酸を含むパン、お菓子、インスタントラーメンは食べない

食品添加物のなかでも、健康への害が著しくあることで知られているのが、トランス脂肪酸です。**トランス脂肪酸はマーガリンやショートニングに多く含まれています。**

マーガリンは、スナック菓子やクッキー、ケーキなどのスイーツに必ずといっていいほど使われており、ショートニングは冷凍食品やインスタントラーメン、パンやアイスクリームなどによく使われます。

ファストフードのフライドポテトやスナック菓子のサクサクした食感は、ショートニングを使うことで生まれたものです。どれも私たちがふだんよく口にするものばかりです。日常的に馴染みのある食品が多いので、トランス脂肪酸の危険

性をあまり認識していない人も多いと思います。

しかし近年、トランス脂肪酸のとりすぎは、大きな健康被害を及ぼすことが専門家たちから指摘されるようになりました。**トランス脂肪酸は、悪玉コレステロール値を上げ、善玉コレステロール値を下げることから、狭心症や心筋梗塞、脳卒中、肥満、アレルギー疾患などの健康被害を引き起こす危険性がある**のです。

米食品医薬品局（ＦＤＡ）は２０１８年にクッキー、クラッカー、パイなど多品目の加工食品におけるトランス脂肪酸の使用を規制する措置を発表しました。「トランス脂肪酸の使用を規制することで心臓病を減らし、年間数千件も起こっている、命に関わる心臓発作を防ぐことができる」というのが、その理由です。

世界保健機関（ＷＨＯ）も、「トランス脂肪酸の使用を規制すれば、心臓病を減らし、年間数千件も起こっている、命に関わる心臓発作を防ぐことができる」という見解を発表しており、２０２３年までに食品に使われるトランス脂肪酸の完全排除を呼びかけています。

トランス脂肪酸は、植物油に水素を添加して生成された人工的な油脂です。油に水素を添加することは、油をプラスチック化するようなものといわれています。プラスチックのように自然界には存在せず、体内で分解されにくい物質になるからです。極言すれば、海などに廃棄されたプラスチックが長く残り続けているようなことが体内でも起こるわけです。

そもそもトランス脂肪酸をたくさん含むマーガリンやショートニングは、バターなどの乳製品や牛、豚などの肉に豊富に含まれる飽和脂肪酸の代替物として開発された経緯があります。

飽和脂肪酸をとりすぎると血管に入って固まり、血液の流れを妨げます。またバターや肉は、動脈硬化の原因になるコレステロールの含有量が多く、動脈硬化の要因になります。

そのため、飽和脂肪酸やコレステロールのとりすぎが抑えられ、かつ植物油のような使いやすい油があれば便利だろうという考えから、マーガリンやショートニングが開発されたのです。

マーガリンやショートニングを使ったお菓子やラーメンは、油脂成分が多いのに、どこかさっぱりしたところがあります。そのため口当たりがよく、一度食べ始めるとクセのようになって食べ続けてしまうことがあります。

お菓子やインスタント食品で、口当たりのよさを強く感じる食品には気をつけたほうがいいでしょう。

私自身はもともと甘いものを好まないので、マーガリンを使ったお菓子類を口にすることはまずありませんし、ショートニングを使ったパンやインスタントラーメン、冷凍食品の類も基本的に食べません。そのため、幸いトランス脂肪酸をあまりとらずにすんでいます。

○口当たりがいいお菓子やラーメンには注意する

＊23＊ 加工食品を口にしない

スーパーやコンビニ、外食の店がたくさんある都市部と、コンビニや外食の店は少ないものの新鮮な野菜や魚が安く手に入る田舎では、どちらが健康的な食生活ができるでしょうか？　おそらく後者だと思います。

スーパーやコンビニで買い物をすると、食品添加物を多く使った冷凍食品や弁当など加工食品を買う機会が増えます。また外食が多いと、どうしても栄養が偏ってしまいます。そのような食事が増えると、当然ながら体にはよくありません。

体によい食事をとるように気をつける一方で、体によくないものを頻繁にとっていれば、その効果は半減してしまいます。

健康的な食生活を送るには、栄養のバランスだけでなく、食品添加物や農薬を

あまりとらないように気をつけることも大事です。

酸化防止剤、防カビ剤、人工着色料、人工甘味料などの食品添加物は、保存期間を延ばしたり、製造コストを下げたり、味をよくしたり、見栄えをよくしたりといった理由で使われています。

しかし、**食品添加物のなかには発がん性物質を含むものが少なくありませんし、その多くは活性酸素を体内で増やす要因にもなります。**

たとえば、ソーセージや明太子、たらこなどに使われる亜硝酸ナトリウムという添加物は、大腸がんの発症リスクを高めるとＷＨＯ（世界保健機関）が報告していますし、はんぺん、かまぼこ、加工肉などの保存料として使われるソルビン酸は、発がん性を持っていることが指摘されています。

缶コーヒーやコーラなどに使われる人工甘味料には、発がん性があって免疫力を低下させるものが使われているといわれ、パンをふくらませるために使われるイーストフードには、骨粗しょう症や心筋梗塞の要因になるリン酸塩が含まれています。

加工食品における添加物の表示は曖昧なものも多く、どういう種類の添加物が使われているのかがはっきりしないものがたくさんあります。

安全性が担保されていないものが、あまりにも多いのです。

忙しい現代人はどうしても冷凍食品やインスタントラーメン、コンビニの弁当などの加工食品に頼らざるをえない面があります。

それでも、できるだけそうしたものを避けたり、買わざるをえないときはラベルに記載されている食品成分表を見て、添加物の種類が少ないものを選ぶようにすべきでしょう。

またファストフードなどの外食は、添加物が入ったものが多いので、頻繁に食べる人は気をつけたほうがいいと思います。

食品添加物と並んであまり体内に入れたくないのが、農薬です。**農薬を大量に**

摂取すると、がん、免疫疾患、ホルモン異常、発達障害、アレルギーなどの要因となる危険があります。

日本はヨーロッパなどと比べると、農薬の使用基準がかなり緩く、そのため散布量は非常に多いといわれています。ヨーロッパのある日本の旅行ガイドブックには、日本の野菜は残留農薬が多いので食べないようにと書かれていると聞いたこともあります。

農薬は米、野菜、果物を、大量かつ安定的に供給するうえでは便利なものですから、ある程度は仕方がない面はあります。とはいっても口にするものは、できるだけ農薬や防腐剤の使用が少ないものを選ぶようにするべきです。

たとえば輸送時間を長く要する海外から輸入される果物や野菜は、防腐剤が大量に使われている可能性があります。**もし近くに信頼できる生産農家があれば、まさに地産地消で、そうしたところから購入するほうがいいでしょう。**

米をつくっている農家の方のなかには、市場に出すものと自分たちが食べるも

○添加物や農薬など、体に悪いものはできるだけ避ける

のを分けてつくっている人がいるとよく聞きます。当然流通する米には、大量の農薬が使われているわけです。

化学的に合成された食品添加物や農薬も、少量であれば大きな健康被害をもたらすことはないでしょうが、長い年月、摂取し続けると、体内に蓄積され、何らかのマイナスの作用を及ぼす危険があります。

食品添加物にしても、農薬にしても、この時代に生きている限り、完全に避けることはできませんから、できるだけ体内に入るのを少なくするという前提で工夫をするべきです。

野菜や果物であれば、安全性の高いものを選ぶようにする。多少の手間をかけても、できるだけ手づくりの食事をとる。そんな意識を持って暮らすことが大切だと思います。

＊24＊

水を1日に2リットル飲んで血行促進！

私は水を飲むことに関しては、かなり気を遣っています。起床時、就寝前、仕事の休憩時、散歩の前後、入浴前後など、こまめに水分補給をすることで、1日に2リットル程度の水分をとっています。

食事にも水は使われていますから、それも合わせるとけっこうな量になると思います。

私が水をたくさん摂取することにこだわるのは、水が体にとって非常に重要だという認識があるからです。**水分が不足すると、血液の流れが悪くなって新陳代謝の働きが落ちたり、心筋梗塞や脳梗塞、熱中症などの要因になったりします。**

そうしたことを防ぎ、老廃物のデトックスをうながすために、水分補給をこまめにしているのです。

ここで水と体の関係について簡単に触れておきたいと思います。人の体の多くは、水でできています。細胞のなかの水分である細胞内液と血液やリンパ液に含まれる水分を合わせると、成人の場合で体の55～65％が水分で占められています。細胞は、タンパク質や核酸、脂質などの生体高分子と呼ばれるもので構成されており、それぞれを結びつけているのが水です。

人の体がそれほど多くの水でできているということは、水は人の生命にとってきわめて重要なものだということです。

人は食べ物がなくても、水さえあれば1カ月近く生きることが可能です。しかし、水がまったく飲めない状態だと、体から水分が一方的に出ていくことになりますから、2、3日で生命維持が難しくなります。

体内の水分が1％減れば、のどの渇きを感じ、2％減ればめまいや吐き気を伴う脱水症状が始まり、5％減れば脱水症状や熱中症の症状が現れ、10％減れば筋肉の痙攣《けいれん》や失神が起こり、20％減れば死に至る危険な状態になります。

摂取された水は血液やリンパ液として体内をめぐり、酸素や栄養物、ホルモンを届けたり、体内の老廃物や毒素を尿や汗として排出する働きをします。

水分が不足すると血液の粘度が上昇するため、流れが悪くなって脳や内臓の機能低下を引き起こしたり、脳梗塞や心筋梗塞などの要因にもなるわけです。

とくに脳梗塞は夏と冬に多く、夜間から早朝にかけて起きやすいので、体内の水分量が若い頃より少なくなっている高齢者は、意識的に多めの水分補給をすることが必要です。

また、水分の不足によってよく起こるのが、むくみです。むくみは細胞と細胞の間に水分がたまることで起きます。

体内の水分が不足すると、尿や汗で水分が出ていくのを抑えようと脳がコントロールし、むくみが起こるのです。

また、体が冷えたり、運動不足から血液やリンパ液のめぐりが悪くなることも、むくみの原因になるので要注意です。

だからといって、水を大量に飲めば、むくみがとれるというわけではありません。水をとりすぎることも、むくみの原因になるからです。

大量の水が体内に入ると、血液中に余分な水分が増えて外に沁《し》み出し、細胞間にたまってむくみになることがあります。

のどが渇く、唇が乾く、肌がカサつく、体がだるい、便秘や下痢気味といったときは、体内の水分が不足している可能性があります。

ただし、**一度にたくさんの水を飲むと、体内の塩分濃度が一気に下がり、体調を崩すことがあるので、あくまで水分補給はこまめにすることが大事**です。

一般には食事でとる水も入れて2〜2・5リットルぐらいが適量といわれています。ただし、体重や年齢、食事の仕方や気候環境などの条件によっても、適量は変わってきます。

体重があるほど飲む量は増えるでしょうし、年齢が上がるほど体内の水分が減っていくので、その分飲む量が増えます。お茶を飲む回数が多く、食事でスープや味噌汁を飲む習慣がある人は、水を飲む量は少なめでもいいかもしれません。

また、運動をしたり、気温が高く発汗量が増えるときは、やや多めにとったほうがいいでしょう。1日2リットルを基準にして、これまでにあげた条件を加味しながら増減すればいいと思います。

ただし、水を飲む量がふだん極端に少ないという人は、いきなりそれまでの1・5~2倍といった極端な増やし方はしないほうがいいでしょう。

水の摂取が少なくても体のメカニズムがある程度正常に働くという体質の人もいますので、このような方はまずはコップ2、3杯程度を増やしてみてはいかがでしょうか。

○のどが渇いていなくても、こまめに水分補給を!

第4章

＊＊＊＊

病は「元気で長生き」のきっかけになる！

* 25 *

西洋医学に東洋医学をとり入れた統合医療で成果を上げる

私はある時期から自分の病院で行う治療に、独自の鍼《はり》治療（ツボ療法）をとり入れました。

初めて来られる患者さんなどは「西洋医学の医師なのに鍼治療を？」と思われるようですが、私の予想を上回る成果を上げていて、患者さんには好評です。

若い頃の私は、鍼治療などの東洋医学にはほとんど関心がありませんでした。そんな私が鍼治療に関心を持ったのはいまから35年前、息子を訪ねてアメリカに行ったときです。当時のアメリカでは鍼治療が注目され、ちょっとしたブームになっていました。そして、専門家からその効果について話を聞き、実際の治療風景を見ているうちに、西洋医学とは違う大きな可能性を持っていることを強く感じたのです。

鍼灸《しんきゅう》を中心に東洋医学の勉強をしたい。そして自分の診療に生かしたい。そう思った私は、日本に戻ってから中国の内政部の衛生署に「鍼灸の勉強をしたいので、いい大学を紹介してもらえないか」という内容の手紙を書きました。するとと意外なほど早く上海中医薬大学から招聘状《しょうへいじょう》が届きました。そこで上海に渡って、本格的に鍼の勉強を始めたのです。


西洋医学と東洋医学では、病気に対するアプローチが根本的に違います。

簡単にいえば、西洋医学は「病気を治療する」ことを目的とし、東洋医学は「病人を治す」という発想です。

つまり、西洋医学は特定の病変部や症状に効く治療や投薬が行われ、病気が同じであれば、どんな人にも同じ治療や薬の処方が行われます。

一方、鍼灸や漢方などの東洋医学は、病変部や症状といった部分だけにとらわれず、患者さんの体質を含めた体全体を診たうえで、それに合わせた治療や投薬を行います。ですから同じ症状であっても、患者さんによって治療も投薬法も変わってきます。

西洋医学には西洋医学のよさがあり、東洋医学には東洋医学のよさがあります。それなら、それぞれのよいところをうまく組み合わせれば、もっとも効果的な治療が可能になるはずです。

ですから、私が行っている治療は、西洋医学と東洋医学の治療法を合わせた統合医療ともいえます。

病気の種類によって決まった治療や投薬をマニュアル的に施すのではなく、**たとえ同じ病気でも、患者さん一人ひとりに合わせたオーダーメイドの治療をしていきたい。**それが私の診療における基本の姿勢になっています。

○患者さんの症状に合わせたオーダーメイド治療をめざす

＊26＊

薬では治せなかった病気を治す

私が治療においてもっとも大事にしていることは、患者さんが本来持っている自然治癒力をいかに引き出すかということです。半ば眠っている自然治癒力を目覚めさせる。それが病気を治す最終的な決め手になると私は考えています。

鍼灸治療が効果を発揮するのは、ツボを刺激することで、その人が持っている自然治癒力が引き出され、高まるからです。

患者さんの治療に鍼灸をとり入れるようになってから、思いもよらぬ効果を目《ま》の当たりにするようになりました。

もちろん、それ以前にも、患者さんの頑張りによって驚くほど早く治ったという例はありましたが、鍼灸の場合は、何でこんなに効果が出たのかを説明できないという事象がけっこうあるのです。

25年ほど前のことですが、圧迫骨折による重症の変形性脊椎《せきつい》症で、胸椎《きょうつい》や腰椎《ようつい》がボロボロになった状態の70歳の女性の患者さんが、私の病院に転院してきました。

何か所か大きな病院で治療を受けたものの、手の施しようがなく、最後は匙《さじ》を投げられてしまったといいます。

状態はかなりひどく、少しでも動くと体に凄まじい痛みが走るので、体が動かないように固定するギプスベッドで寝なければならないような有様でした。

こちらに来るまでは、痛み止めの注射を1日3回、痛み止めの薬を4時間おきに1日6回も飲まないと生きていけない状態が約5年も続いたといいます。

地獄のような苦しみが続くなかで、その患者さんはもう治らない、死ぬしかないと思い定め、私の病院には治療ではなく、緩和ケアを中心とする終末期医療を受けるつもりで転院してこられたのです。

しかし、その方の体を診たとき、鍼治療をすれば可能性はまだあると私は感じました。そこで「私のいうことを聞いてくれるなら、治る可能性はあります」といって、まず痛み止めの注射も薬も、すべてやめることを約束してもらったのです。


最初の鍼治療では、鍼が体の深いところに届いたのでしょう。あっという間に眠ってしまわれました。体にたくさんの毒素がたまっていて、それを体中の細胞が排出する動きをしたのだと思います。

そのまま一晩寝て翌朝起きたら、憑《つ》き物が落ちたようにケロッとしているのです。長年苦しめられた痛みが嘘《うそ》のように消えてしまったというのです。

私もそれほど劇的に効くとは思っていなかったのでかなり驚いたのですが、本人の驚きはそれ以上で、まさに狐につままれたような顔をされていました。

それから２カ月間ほど硬くなった体を動かすリハビリを丁寧に続け、無事に退院することができました。その方はその後90歳近くで亡くなるまで病気が再発することはありませんでした。

私自身、体調が悪いときには、自ら鍼を打ちます。ちょっとした風邪や体調がすぐれないときに鍼を打つと、毎回効果を実感します。

以前、こんな経験をしました。2003年2月、アジアを中心に感染が広がったSARS（重症急性呼吸器症候群）という病気がありましたが、私は仕事で中国の桂林《けいりん》に行った際に、このSARSらしきものにかかったことがありました。日本に戻った直後、私は高熱を発しました。咳《せき》や痰《たん》がひっきりなしに出て、ときおり呼吸困難に陥るというSARS特有の症状を伴っていました。

そこで病院へ行こうと思ったのですが、その前に私は自分に鍼を打ってみることにしました。すると眠気に襲われて、そのまま一晩寝てしまったのです。そして翌朝起きてみると、何ごともなかったかのように体調がすっきりしていたのです。

ただし、鍼治療は何にでも効果を上げるわけではありません。病気の種類や症状によって、効き方に差があります。体が秘めている自然治癒力を刺激するので、西洋医学の薬のように短時間で効かないものもあります。

私の経験上、よく効く症状は、顔面神経痛などの神経系の病気や、最近増えているうつ病や不眠症などです。

患者さんによっては鍼灸は行わず投薬だけというケースもありますし、薬を抑えて鍼治療を中心にしたほうがいいと判断する場合もあります。同じ病気でも、まったく違う治療スタイルになることもしばしばです。まさに相手に合わせたオーダーメイドの治療なのです。

◎自然治癒力を刺激して体を元気にする

＊27＊

病気で死にかかったことに感謝する

101歳のこの年まで仕事をしているせいか、私と初めて会う人は、私がこれまで病気らしい病気などしてこなかったと思われるようです。

しかし、人は見かけだけでは判断できないものです。じつは私は、これまでの人生で二度ほど、命に関わる病気をしています。むしろ、**この大病を経験したからこそ、いまの私があるといってもいい**かもしれません。

病気、わけても大病は、誠実にそれと向き合えば、健康に生きることの大切さに気づかせ、そのためのさまざまな知恵を授けてくれるものです。

一度目の大病は32歳のとき、まだ総合病院で研修医をしていた頃にかかった肺結核です。現在、肺結核は抗生剤を使えば簡単に治りますが、その当時は有効な治療薬も開発されていませんでした。それゆえ、死に至る不治の病と恐れられていたのです。私は肺結核によって大量の喀血《かっけつ》をして、死ぬ寸前というところまでいきました。その治療たるや、いまでは考えられないような荒療治《あらりょうじ》でした。

最初は、胸腔に空気を注入し、肺を圧迫して収縮させるという気胸療法を受けました。この療法は結核菌の活動を抑えるのが狙いなのですが、呼吸がろくにできない状態になるという相当きついものです。何度もやってみたのですが、体がどうにもきつく、医師もあきらめてしまいました。

そうなると後は、ひたすら安静にして、食事療法をするしかありません。私は「医師として人様のお役に立ちたい。ここで死ぬわけにはいかない」という思いを強く抱きながら、療養生活を送っていました。

私は、悲観的にものごとを考える性質ではありません。何とかなるだろうという気持ちが心のどこかにありました。そのことが病気の悪化をぎりぎりのところで食い止めてくれたように思います。結局、病気を発症したその翌年、強力な抗結核薬が開発され、運よく私は命拾いをしたのです。

この経験は、その後、医師として生きていくうえで、とても大きな糧になったと思います。

医師は何よりも、患者さんの立場に立って病気と向き合うことが大切です。しかし、忙しさも手伝って、患者さんがどんな思いをしているか、治療をどう感じているかなどといったことを無視して、つい「病」だけを診ようとしがちです。人は大きな病気や怪我の経験がないと、そうなった人の辛さや痛みをなかなか想像できません。

医師も同じです。**医師自身も大きな病気や怪我をした経験がないと、患者さんの辛さに思い至らず、誠意のある対応や丁寧な治療ができないこともあります。**

ですから、医師が大病や大きな怪我を体験することは、医師という仕事をしていくうえで、とてもプラスに働くと思っています。より患者さんの気持ちに寄り添い、より患者さんの立場に立った治療ができるわけですから。

私自身も、肺結核で死にかかった経験は、医師としてもっとも大事なことは何かということを改めて教えてくれました。

私の左の肺は、結核による胸膜炎《きょうまくえん》で組織が縮み、肺機能、大きさともに半分しかありません。そのため、階段や上り坂を歩いたりすると、すぐに息ぎれしてしまい、激しい運動は当然できません。

しかし、そのことを私はハンデとは感じません。片方の肺がなくても、もう片方がある、それで不自由なく生活していけるのだから十分という気持ちなのです。

それどころか、**片方だけでも残って生きていられるのは、運命の神から「医師としての使命を全うせよ」というメッセージをもらったようにさえ思える**のです。

その意味で、肺結核で死にかかったことに対しては、むしろありがたいという感謝の念すら抱いています。

◎大病をすることで、使命を感じられる

＊28＊

89歳で末期がんになるも、完治して発症前より元気に

私は肺結核にかかって以来、健康には気をつけるように努めていたのですが、89歳で二度目の命の危機といえる大病をしました。末期がんが見つかったのです。養生の仕方がどこか十分でなかったのかもしれません。

部位にもよりますが、がんを発症すれば体に何らかのサインが出ます。私の場合、がんが見つかるきっかけとなったのは、ある日の朝方に出たおしっこが、いつもと比べて、ひどく黄色かったことです。

胆管が詰まると濃い黄色のおしっこが出るものですが、どうもそれとは違うなと感じました。

胆石なら痛みがあるはずだし、それによって周辺に炎症を起こしているなら、

高熱が出ます。そのどちらの症状でもなかったので、「これは胆石ではない。もしかすると、がんの可能性もあるかもしれない」と思いました。

ちょうど休日だったので、トイレに行くたびにおしっこの色を観察したのですが、いつまでたっても朝方の色のままです。これは早く手を打たなければ、と思った私は、夕方になって沖縄で一番大きな救急病院へ行き、CT検査とエコー検査を受けました。

すると医師から「肝臓がんの疑いがあります。MRIで見てみないとわかりませんね」と告げられたのです。ところが、MRIの検査は予約が詰まっていて、1カ月以上先になるといいます。

胆管が詰まったまま1カ月以上も放っておくと、大変なことになりかねません。

そこで台湾にある国立台湾大学（旧台北帝国大学）医学院附属病院で副院長を務める友人に相談したところ、説明を聞いた友人は「急を要するから、すぐにこちらにいらしてください」といってくれました。そこですぐに国立台湾大学医学院附属病院へ行き、副院長の特別な計らいでMRIの検査を受けたのです。

ＭＲＩの画像には、胆管に若いサンゴのように詰まっているがんと、肝臓のカリフラワーのようながんが写っていました。がんはステージⅣ《フォー》で、ほぼ末期の状態でした。

私はがんのサインを見落としていました。**じつはがんが見つかる1年ほど前から肝機能の数値に異常があったのですが、それをてっきり前立腺肥大症の薬を飲んでいるせいだと考えていた**のです。

このときに精密検査を受けておけば、事態は変わっていたでしょう。

何か引っかかることがあれば、さまざまな角度から病気の可能性を探るべきですが、まさか自分ががんになるなどとは思いもしなかったのです。

告知されたときは、「もしかして今回はダメかな」と一瞬気落ちしましたが、よくよくしても、がんが治るわけではありません。

気持ちを切り替え「できる限りのベストを尽くそう、私を頼ってくれている大勢の患者さんのためにも絶対に死ぬわけにはいかない」と覚悟を決めたのです。

順序としては最初に肝臓にがんができ、それが胆管に転移したのですが、胆管が詰まらなければ、がんに気づくことはなかったでしょう。それは不幸中の幸いでした。

最悪の事態のときは、少しでもいいことを見つけ、気持ちを上向きにすることも、病気を治すうえで大事なことです。

救急外来の教授は、「東大病院を紹介してもいいですが、どうしましょう？」と尋ねてきました。東京大学と国立台湾大学は、戦前は帝国大学同士ということもあって、交流が深いのです。

私が「信頼できる先生がいるこちらの病院で、手術をお願いします」と頭を下げると、「では一番腕のいい先生を紹介しましょう」といって、世界的に有名な呉耀銘教授を紹介してくれました。

手術では右肝葉《うかんよう》（右肝臓）を切除しました。胆管はぼろぼろの状態だったので、十二指腸につながる空腸を切って、それを左肝葉（左肝臓）につなげました。手術はなんとか無事に成功しました。

副作用が強い抗がん剤を一切使用することなく、術後の経過も良好で、3週間後には退院することができました。退院約1週間後の再診で問題がなかったので、その翌日には日本に帰国、そのまますぐに職場に復帰したのです。

本来なら退院後しばらくは静養すべきですが、このとき頭のなかにあったのは「寝たきりになってはいけない」ということでした。

89歳という年齢は、体を動かさなければあっという間に衰え、仕事への復帰もままならなくなります。

手術と1カ月近くの入院生活で、私の体重は入院前は73キロあったのが、50キロまで落ちていました。まさに骨と皮だけの状態で、歩くと足の先に何十キロもある錘《おもり》をつけているような感じでした。

復帰した職場の病院で、私はリハビリのために車いすを押して、病棟と外来を行ったり来たりしました。少しでも早く車いすなしの生活に戻れるよう仕事が終わった後は、毎日宜野湾市のトロピカルビーチに行って歩き、ときには靴を脱いではだしで水際の砂浜を楽しむなど体を動かすことを心がけました。

このリハビリのおかげで、４カ月後には入院前と同じように歩けるようになったのです。

がんは細胞の劣化や老化に伴って発生し、増殖していきます。その意味で、がんは老化の一種ともいえます。健康的な生活を心がけていても、高齢でがんになってしまうのは、ある程度は仕方がないのかもしれません。もしがんに気づかなければ、私は老衰で亡くなったことになっていたと思います。実際、天寿を全うしたという人の体を解剖すると、がんが見つかることがけっこうあるといいます。

戦後、日本人のがんによる死亡率が高くなったのは、日本人の平均寿命が延びたことも背景にあります。

加齢とともに、がん細胞は発生する率も高まるからです。若い世代のがん発症率が低いのは、がん細胞が活発な免疫細胞の力によって抑えられているからにすぎません。

がんになると、肉のタンパク質はがん細胞に栄養を与えるからよくないといって粗食にする人がいますが、動物性のタンパク質は免疫力を賦活する作用があります。

ですから前にも触れましたが、肉を控えた粗食にするのはほどほどにしたほうがいいと私は考えています。

がんの手術をして以来、私は食事や運動など生活習慣をあらためて見直し、いっそう気をつけるようになりました。

その甲斐もあってか、年に2回の精密検査では、いまのところ再発や転移は見つかっておらず、体調も良好そのものです。それどころか、発症前より、もっと元気になった気がします。

この年まで毎日仕事ができるのは、がんにかかったことで、以前にも増して健康的な生活をするようになったからだと思います。

○がんになってもあきらめず、できることを精いっぱいやる

＊29＊ 薬は必要最低限に抑える

最近の医療現場は薬を過剰に投与しているのではないか、とよくいわれます。

薬は特定の病気に対して効力を発揮する半面、免疫力の低下、胃などの消化機能の不調、便秘や下痢、アレルギー症状などさまざまな副作用を伴います。

そのため服用する薬の種類が多いほど、必然的に副作用が強くなってしまいます。

以前、老人ホームに入居していた90代の女性が、認知症や高血圧などの持病があるため、19種類もの薬を服用したことが原因で死亡したというニュースがありましたが、これに似たケースは表面化しないだけで、全国にたくさんあると思います。

常に医師にかかっている高齢者のなかには、同時に10種類以上の薬を服用している人がざらにいます。しかし種類が多すぎると、薬の専門家でも、どのような副作用が起こるか予測ができないのではないでしょうか。

薬の飲み合わせの相性も気をつけないといけません。

たとえば、風邪のときに処方される総合感冒薬と解熱鎮痛剤は鎮痛成分が重なっているため、吐き気、食欲不振、下痢、むくみなどの副作用に注意が必要ですし、総合感冒薬《そうごうかんぼうやく》と抗アレルギー剤はともに抗ヒスタミン成分がありますから、同時に服用すると眠気がかなり強くなります。

また飲み合わせによって、効き目が弱くなるものもあります。ニューキノロン系の抗生物質は、胃酸を中和する胃薬と併せて飲むと、抗菌力が低下してしまいます。

何かの薬をすでに服用していて新たに処方してもらう際には、医師に「お薬手帳」を必ず見せるようにしてください。成分が重なっているものや、副作用が強くなる薬の有無によって、医師の判断で処方の調整をしてもらうといいでしょう。

私は薬の副作用によって体にダメージを与えないよう、本当に必要なものだけを処方するようにしています。

たとえば、風邪のときに熱があれば解熱剤が出されることがありますが、余程の高熱でなければ、むしろ熱を出して体の毒素を出すほうがいいのです。薬で熱を無理に抑えるのは、かえって風邪を長引かせることになりかねません。

ですから、解熱剤は熱が完全に下がるまで飲み続ける必要はなく、ある程度下がった段階で、やめたほうがいいと思います。

医師のなかには症状として表れているもののすべてに対応する薬を、その症状の度合にかかわらずマニュアル的に処方する人もいます。

そうなると、薬の種類も量も必然的に増えてしまいます。

鍼灸が効果的なのは、その人が本来持っている自然治癒力を引き出すからですが、薬に頼りすぎると自然治癒力は出番がなくなり、低下してしまいます。

自然治癒力とは、弱った体の細胞を元の元気な状態に戻す力です。ですから最終的に病気を治す鍵を握るのは、自然治癒力なのです。

薬はその自然治癒力を大きく損なわないように処方されるべきですし、患者さんもそのことを意識して、薬に頼りすぎないようにするべきです。

患者さんのなかには、なるべくたくさんの薬を処方してもらったほうが安心だという方も少なくないようです。「病気になれば薬を飲めばいい」「薬があれば大丈夫」などと考え、薬が精神的なお守りになっているのでしょう。

しかし、**体を最終的に守ってくれるのは自分のなかにある自然治癒力ですから、その力をもっと信じて、どうすればそれを強くできるかを考えて治療を受けたり、養生をされたりするといい**と思います。

◯薬に頼りすぎると、自然治癒力が下がる

30

未病のサインに気づく

東洋医学には、未病という概念があります。未病とは健康と病気の間にある状態で、はっきり病気の症状が現れていないものの、放っておくと病気に進行する可能性がある段階をさします。病院の精密検査などで見つけられないことも多く、そのため本人もなかなか気づきません。

未病のサインは、体を注意深く観察すれば、どこかに見つけたり感じたりすることができます。**いつもとは微妙に違う変化や違和感などが、排泄物をはじめ、皮膚や舌、眼や爪、声や体臭、体調などに出てくる**のです。

つまり、こうしたサインは、体が「気づいてください。早く手を打ってください」という合図を私たちに送ってくれているともいえます。

とはいえ、**未病のサインは、元気があって体力に自信がある人ほど気づかないものです。そう簡単に病気になどならないと思い込んでいるので、体のちょっとした異変や違和感を察知できない**のです。痛みや疲れといったわかりやすいサインでさえ、気にせずそのままにしてしまうこともあります。

かくいう私も、かつてがんが進行するまで気づかなかったわけですが、それはやはりこれだけのことをやっていれば病気にはならないだろうという気持ちがあったからなのかもしれません。

体が繊弱《せんじゃく》で病気がちの人が意外に長生きすることがあるのは、自分の体に自信がなく、ちょっとした変化に敏感な面があるからだと思います。

つまり体の異変に気づくのが早く、それだけ対応も早くなるのでしょう。

未病のサインには、さまざまなものがあります。

サインが出た段階で、すでに病気にかかっている場合もあります。何らかの違和感や異変が続いているなら気をつけるべきです。

たとえば顔色が黒っぽい場合は、肝臓や腎臓の疾患を疑ったほうがいいかもしれません。むくみがなかなかとれないときはリンパや血液の循環が悪く、腎臓病や肝硬変の可能性もあります。

寝不足ではないのに頭が重い状態が続くなら、くも膜下出血や脳梗塞の疑いがあります。声が突然弱々しくなって元に戻らなければ、声帯ポリープの可能性もあります。

胃のむかつきがずっと続いておさまらないなら、胃炎や虫垂炎《ちゅうすいえん》を疑ってもいいかもしれません。爪のひび割れがひどいときは、貧血や糖尿病、甲状腺の異常などが考えられます。

午前中はいつも調子が出ない、そんな状態が長期にわたって続くなら、うつ病になりかけているのかもしれません。

病気の芽ははっきり症状として現れる前から、体のどこかにサインとして出ます。敏感になりすぎるのはよくありませんが、体が発するメッセージには、注意深く耳を傾けたほうがいいと思います。

○体のちょっとした変化を見逃さない

＊31＊
私が見た健康長寿の人の共通点

私は長年沖縄で医師の仕事をしてきましたが、現地の人々の健康状態については、40年前といまとではかなり変わったなと感じます。

残念ながら、それは悪いほうへ変わってきているのですが、その理由と背景を探ることは、逆に健康長寿になるにはどうすればよいかの答えを導いてくれると思います。

沖縄といえば、以前は健康長寿の県というイメージがありましたが、それはもはや昔の話で、最近はそうではなくなってきています。

２０１５年の厚生労働省の都道府県別平均寿命調査によれば、沖縄の女性は全国7位、男性は36位と、前回の調査よりも、ともに順位を下げました。全国平均よりも摂取量が多いアルコール、脂肪の多い高カロリーの食事、運動不足などに起因する生活習慣病の肝疾患や糖尿病が非常に多く、喫煙が要因の慢性閉塞性肺疾患による死亡率が極めて高いのです。

昔の沖縄の人は、さつま芋やゴーヤなどの野菜、海藻、魚、豆腐などの大豆食品をよく食べていました。薄味の料理が多かったので、塩分の摂取量も控えめでした。

そんな食生活を激変させたのが、日本の食文化に影響を与えた米軍基地です。食の欧米化やファストフードの普及が他県よりも早く進み、それまでの繊維質が豊富な健康食よりも、高カロリー、高脂肪の食事のほうを好む人が増えたのです。

その結果、生活習慣病の原因となるメタボリックシンドロームの人が激増し、肥満者の割合は全国で一位です。

また、厚労省の調査では、生活習慣病が増えた要因の一つとして運動不足があげられていますが、沖縄の人は基本的に車で移動することが多く歩くことが少ないため、運動不足になっている人が多いと思われます。

男性に比べて女性は全国7位と、平均寿命は全国平均よりも上ですが、これは女性のほうが家事などで体をよく動かす生活をしているせいかもしれません。

これらのことから、健康長寿でいるには、①野菜や魚、海藻などを多くとる ②お酒やタバコは控える ③体をよく動かす といったことが必要条件になるといえそうです。

私の診察室には高齢の方がたくさん来られますが、年のわりにお元気だなと感じる方には共通する点があることに気づきます。

一番の共通点は、やはり食事です。**沖縄では野菜、魚、海藻などを中心とした食事が目立ち、台湾では野菜や魚、発酵食品などを好む人が多い**印象です。

2つ目は、**体をよく動かす生活をしている**ことです。女性であれば、高齢であっても自分で食事をつくるなど家事をよくやっている人が多い。買い物などで外に出かけるときはいつも徒歩だったり、あるいは毎日散歩をするといった習慣を持っている人が多く見受けられます。

3つ目は、**生き甲斐を持っている**ことです。話し相手となる友人が何人もいたり、ボランティア活動によって社会に参加している意識が高かったり、絵や書を書くなど何かしらの趣味を持って楽しんでいたりする人が多いようです。

高齢でも元気でボケていない人たちは、この3つのことがだいたいそろっています。これらのことを実践するのは、そう難しいことではないと思います。

もし3つのうちどれかが欠けているなと感じたら、それを充たすための工夫をすることをおすすめします。

○3つの必要条件を充たせば、ボケずにいつまでも元気でいられる

第5章

*****

100歳を超えても心がワクワクする気の持ち方

＊32＊

「心の健康」は「体の健康」に直結している

心の持ち方や精神の状態といったものは、内臓や免疫システムなど体の健康と密接な関係があります。長年さまざまな患者さんと接してきて、私はそのことを深く学びました。

まさに「**心の健康は、体の健康に直結している**」のです。

ストレスを例にとるとわかりやすいと思います（ストレスについては175ページでも触れています）。

ストレスは人が危うい状況に置かれたときに、そこから逃げるか戦うか、二者択一を迫られたときの反応だそうです。ストレスは自分たちの身を守るために必要なものなのですが、過度な状態にあると、心身にダメージを与えるわけです。

過度なストレスは心拍数と血圧を上げるため、高血圧や心筋梗塞の原因になります。また、アドレナリンの分泌が増えることで血小板同士が結合しやすく、それによって血栓ができ、脳梗塞の要因にもなります。

アドレナリンやコルチゾールといったストレスホルモンが過剰に分泌されると、脳に運ばれ、うつなどの精神疾患や認知症の原因にもなります。

さらにストレスが続くと、心身を休める副交感神経が十分に機能せず、自律神経失調症や過敏性腸症候群、十二指腸潰瘍の要因になったりもします。

よく知られているのが、ストレスによる免疫力低下とがんの関係です。

過度なストレスを長期的に抱えると、免疫力が低下してしまうので、ウイルス性の病気に罹患しやすくなるだけでなく、がんの原因になるともいわれています。

ストレス状態とは反対に、常に前向きで明るい気持ちでいると、脳の中ではセロトニンやオキシトシン、ドーパミンといった、いわゆる幸せホルモンの分泌が促されます。

こうした幸せホルモンは心のバランスを整え、ボケを防止したり、ストレスを軽減したりする作用を持っています。

ストレスや幸せホルモンを例にとると、心の持ち方や感情が、いかに体に深い影響を及ぼすかがよくわかると思います。ですから、体の健康を考えるうえで、心をどう整えるかということは非常に大事なことなのです。

本章では病気知らずになれる心のあり方を、さまざまな角度から見ていきたいと思います。

○幸せホルモンを上手に活用する

＊33＊ 体を甘やかすと衰えやすい

「リタイア後は田舎に居を移して、のんびり暮らしたい」

バリバリ仕事をしてきた人が第2の人生について、そんなイメージを思い描くことがあります。ところが実際にそのような生活を始めると、生きる張り合いがなくなり、心身ともに不調になるケースがあるそうです。

自由で気ままな生活を送っているために、かえって調子を崩してしまった患者さんを、私自身、これまでたくさん見てきました。

何のストレスもない、自由で気ままな生活は、一見、健康によさそうな感じがします。用事で疲れてもいくらでも休めますし、基本的には好きなときに寝たいだけ寝て、食べたいだけ食べることができます。会いたくない人に会わなければいけないなど、人間関係のストレスもありません。

このように無理をしなくてすむ生活は心身への負荷が少ないから、健康や長生きにつながるのではないかと考える人は、けっこう多いと思います。

しかし、実際は逆です。**体に負荷をかけず、疲れることがほとんどないような生活を続けると、早い時期にボケやすく、また体を動かさないため新陳代謝が悪くなり、免疫力が低下して、病気にかかりやすくなる**のです。


好きなときに好きなだけ食べたり飲んだりするのは、自然で健康的な生き方だと思っているかもしれませんが、それが結果的にとんでもない不摂生な食生活となり、糖尿病を引き起こすこともあります。

ですから、仕事をやめてぶらぶらするような生活をしている患者さんには、「現役のときと同じように規則正しい生活をして、新しい仕事でも趣味でも何でもいいから、打ち込めるものを見つけるといいですよ」とアドバイスをします。

現役を退いてからも、別の新しい仕事を始めたり、ボランティア活動に精を出したり、あるいは趣味を楽しんでいたりする高齢者はやはり若々しく、元気な人が多いのです。

忙しい人ががんなどの大病にかかると、医師や周囲の人は「これは体を休めなさいというサインだよ」とアドバイスをすることがあります。私が89歳でがんになったときも、そうでした。

もちろん、そこで生き方を少し変えて、仕事をセーブしたり養生に努めたりするのは大事なことです。

ただし私の場合は、ストレスを覚えるほど忙しく働いてはいませんでした。それに、仕事に生きがいと喜びを見出していましたから、休養をするという発想が正直なかったのです。

前にも述べましたが、私は退院後、1週間程度で職場に復帰しました。大きな手術でしたから、本来なら自宅でゆっくり静養すべきだったのかもしれません。

とはいえ、病院で手術を終えた後、3週間ほど休養していましたから、それで十分という気持ちだったのです。

また、何人もの患者さんから「先生はいつ診察を再開されるんですか？」といった電話があったことをスタッフから聞いていたので、「患者さんたちのためにも、できるだけ早く仕事を始めないと……」とより強く思ったのです。

退院直後に仕事を再開することは、私にとって体を元の状態に戻すリハビリを兼ねていました。家で体を動かさずゆっくり休養をしていたら、体が元に戻らなくなってしまうかもしれない、下手をすれば寝たきりになりかねないという不安のほうが強かったのです。

高齢者の体は、甘やかすと、あっという間に衰えます。骨を折るなどして歩かなくなると、すぐに足腰が弱るし、病気で2、3週間でも寝たきりになると、元の体に戻すのに何カ月もかかったりします。**楽をするとダメ**なのです。

元気だった高齢者が、病気が原因で外に出なくなり、家に何カ月もこもっていたら、瞬《またた》く間に体が衰えてダメになってしまったという例を私はたくさん見ているので、「休養」をするときは、その加減が大事だと思っています。

元の元気な状態に戻れないような長すぎる休養はマイナスだし、かといってほんの少しの休養だけで無理を押して日常に戻るのも、体に負担がかかります。

あくまでも、その人にとって適正な休養をとらないといけないのです。

高齢者ほど、病気にかかったら体を休ませることが必要なのはたしかですが、ほどほどのところでとどめておいたほうがいいと思います。

私がこの年まで元気でいられるのは、甘やかさない程度に常に体を休めつつ、働き続けているからだと感じています。

◎体に楽をさせないから、ずっと元気でいられる

＊34＊

いつまでも若々しくいる秘訣

私が好きなアメリカの詩人、サムエル・ウルマンは、「青春とは年齢ではなく、心のあり方である」ということをいっています。

実際、年をとっても元気で若々しい人は、体だけでなく、気持ちからもみずみずしいエネルギーがほとばしっているように感じます。

気の持ちようで、人は実際の年齢より老いることもあれば、反対にいつまでも若々しくいることもできるのです。気持ちが若ければ、体がたとえ老いていようと、周りには若々しく感じられるものです。

「病は気から」という言葉がありますが、これは本当にそうなのです。これまで何十万人という患者さんを診てきて強くそう感じます。

実際にちょっとした気の持ちようで、病気の治り方がまったく変わるような例を数えきれないほど見ました。

どんな専門家が見ても「治すのは難しい」と判断するような進行性のがんでも、患者さんが希望を失わず、前向きに病気と向き合ったことで、奇跡のように治ってしまったケースもありましたし、反対にしっかり養生さえすればよくなるはずなのに、患者さんが気落ちしすぎて悪化してしまう例もたくさんありました。

このように、心は深いところで体とつながっているのです。このことを忘れないでいただきたいと思います。

ここで少し長くなりますが、ウルマンの「青春の詩」をご紹介したいと思います。生きていくうえで私が一番大切だと思うことのすべてが、この詩には書かれています。

大好きな詩なので、そらでいえるほどです。

青春とは人生のある期間ではなく
心の持ち方をいう。
バラの面差し、くれないの唇、しなやかな手足ではなく
たくましい意志、ゆたかな想像力、もえる情熱をさす。
青春とは人生の深い泉の清新さをいう。

青春とは臆病さを退ける勇気
やすきにつく気持ちを振り捨てる冒険心を意味する。
ときには、20歳の青年よりも60歳の人に青春がある。
年を重ねただけで人は老いない。
理想を失うとき、はじめて老いる。
歳月は皮膚にしわを増すが、熱情を失えば心はしぼむ。
苦悩、恐怖、失望により気力は地にはい精神は芥《あくた》になる。

60歳であろうと16歳であろうと人の胸には
驚異にひかれる心、おさな児のような未知への探求心
人生への興味の歓喜がある。
君にも我にも見えざる駅逓《えきてい》が心にある。
人から神から美、希望、よろこび、勇気、力の
霊感を受ける限り君は若い。

霊感が絶え、精神が皮肉の雪におおわれ
悲嘆の氷にとざされるとき
20歳だろうと人は老いる。
頭を高く上げ希望の波をとらえるかぎり
80歳であろうと人は青春のなかにいる。

『青春とは、心の若さである。』(サムエル・ウルマン著、作山宗久訳、角川文庫)

いかがでしょうか？　前向きな心、理想を追い求める情熱、絶えない好奇心、新しいことに挑戦し続ける気概《きがい》、不安を振り払う勇気……。

けっして大げさでなく、生きていくうえで、もっとも大切な心持ちや姿勢が、この詩には余すところなく書かれているように感じます。

私自身、いつもそんな気持ちで生きていきたいと強く願っています。

そして、この気持ちを失わない限り、死ぬまでずっと青春でいられると心の底から思っているのです。

○気の持ち方で若々しくいられ、病気の治り方も大きく変わる

＊35＊ 「笑う門には福来る」には科学的な根拠がある

先日、日本から仕事で私のところへ来られた方を、海の幸がおいしいと評判の台湾料理の店に招いて宴会を開きました。

私が所属しているロータリークラブの若い仲間たちも10人ほど呼んで大いに盛り上がったのですが、後からその知人が、私の上機嫌な姿が100歳を超えているとは、とても思えないほど印象的だったと感想を漏らしていました。

台湾の人は宴会の際、小さなグラスにお酒を入れて乾杯を延々と繰り返す習慣があります。私もその例にもれず、お酒の代わりにお茶を入れたグラスで乾杯を繰り返していました。あまりにも楽しそうで弾けた様子に見えたそうで、それがまるで盛年の男性のようだったというのです。
多少オーバーな表現をしてくださっているのだと思いますが、このような会食時に限らず、私は会う人とは常に笑顔で接しています。ですから、私への第一印象は、〝元気な笑顔〟だという人が少なくありません。

じつは若い頃は、いまのように笑うことがあまりありませんでした。それを見てよくないなと思われたのでしょう、あるとき医学部の先生から「もっと笑うようにするといいよ」とアドバイスをもらったのです。先生は、**笑うと気持ちが前向きになれて健康にもいいんだよ**、といわれていました。
そのアドバイスを受けてから、私は人と接するときはなるべく笑顔でいようと心がけるようになりました。

笑いが健康によいことは、医学的にも実証されています。よく知られているのが、がん患者のグループを2つに分け、一方のグループの患者さんたちをたくさん笑ってもらう環境におくという実験です。落語やコメディを鑑賞したり、みんなで「ワハハ！」と声に出して笑ったりということを一定期間続けた後、免疫細胞の一種であるNK細胞の活性度を調べたのです。

すると、たくさん笑ったグループのほうが圧倒的に数値が高かったそうです。NK細胞はがんを攻撃する習性があるので、NK細胞が活性化するほど、がんの治りは早くなり、また予防にもなるわけです。

このことから、**笑いは免疫細胞を活性化し、体の抵抗力を高める効果があると**いえます。

免疫細胞の活性化には、老化予防の効果もあります。新陳代謝を活発にし、組織細胞の老化を防いでくれるからです。

「笑う門には福来《きた》る」といいますが、笑うことによって体の細胞が若返ったり、周囲の人たちに慕われたりするわけですから、じつに科学的な根拠のある言葉ではないでしょうか。

楽しくも嬉しくもないのに笑顔なんて……。そう思う方もいるでしょう。でも騙《だま》されたと思って、まずは笑顔をつくってみてください。そしてそれを繰り返してみてください。とくに面白いこともないのに笑うことを続けていると、何となく楽しい気分になってくるから不思議です。脳科学的には、笑い顔をつくることで脳が「面白い」「楽しい」と錯覚するからだそうです。

最近、笑いが足りないなと感じたら、毎日、3分でも笑う練習をしてみてください。続けていれば、その恩恵を体で実感できるときが必ず来ると思います。

○笑顔はあらゆる幸運を呼びよせる

＊36＊ ストレスが少しあるほうが体にいい

ふだんの会話で皆さんがよく口にされるストレスには、病気と密接な関係があることが知られています。

ストレスの強い状態が続くと、免疫力が下がり、活性酸素が増えます。活性酸素が体内で増加すると正常な細胞や遺伝子を攻撃し、シミやシワなどの老化現象を早め、動脈硬化やがん、糖尿病といった生活習慣病の要因にもなります。

体の病気だけではありません。強いストレスは、うつなどの心の病気にも影響を及ぼします。

ですから、ストレスが続くような状況はなるべくつくらないほうがいいわけですが、生きていればどうしてもそうならざるをえないときもあると思います。

昔と比べると、いまはストレスがより多くかかる社会になっています。ビジネスの環境は変化が早く、競争も激しいうえに、人間関係も複雑になっています。そうしたなかで生きていれば、おのずとストレスを抱えてしまうのは仕方がない面もあります。

ただ、こわいのは「ストレスぐらい、どうということはない」と思ってストレスを減らす努力をせず、気がついたら深刻な病にかかっているといった事態を招くことです。

ストレスはたしかに侮《あなど》れないものですが、その一方でストレスにあまりにも神経質になるのもよくないと思います。ストレスを気にしすぎると、そのこと自体がストレスになるでしょうし、実際にストレスがかかっている状況に対して必要以上に負荷を感じてしまうからです。

ではストレスに対しては、どのように対応すればいいのでしょうか。

人によってストレスに強い人もいれば、ひどく敏感な人もいます。同じようなストレスでも、それが心身に影響を及ぼすほど負担に感じる人と、それほど影響を受けない人がいます。

ストレスがあってもあまり負担に感じない人は、ストレスに対して正面から重く受け止めず、軽く流すことができます。

そのため、何か嫌なことや辛いことがあっても、それにとらわれずにすむのです。

私はどちらかといえば、ストレスを受けにくいタイプだと思います。実際、ふだんからストレスを強く感じるようなこともありません。それは楽観的な性格も影響しているのかもしれません。

そんな私でも、**たまにストレスを感じたときは、心のなかで気持ちを切り替えるようにしています**。ちょっと嫌なことがあっても、そのことを考えないようにして、楽しいことを考えるようにするのです。

嫌なことや辛いことをいつまでも考えていても、何もいいことはありません。そんなことで悩むのは時間がもったいないと思うのです。

それよりも、「今日はあの患者さんの症状がよくなっていてよかった」とか、「明日の友人との食事が楽しみだな」などと嬉しかったことを思い出したり、何か楽しいことを考えたりするようにします。

私は若い頃から壁にぶつかるようなことがあっても、常に前向きに考えて行動しようと心がけてきました。ですからマイナスの出来事があっても、自然とプラスに切り替える思考になってしまうのです。

ただし、ストレスはすべてよくないというわけではありません。

ストレスがない状態をストレスフリーといいますが、ストレスフリーの生活を長く続けている人は、病気にかかったり早く死んでしまったりするケースが意外に多いという報告があります。

前に、仕事をリタイアして何もすることがなく、暇を持てあまして生きている人が、体の不調を訴えたり早く亡くなるケースをたくさん見てきたといいましたが、それも同じです。

ストレスがない、つまり緊張感がまったくない状況というのは、生きる充実感や意味を本能的に求める人間にとっては逆にストレスになるのでしょう。

その意味で、少々緊張感をもたらすストレスがあるほうが、心身の健康にはいいのです。**ストレスはあって当たり前、**ストレスがあるのは生きている証だと思うことです。

そのうえで、ストレスをどうやりすごすか、そのための方法を自分なりに見つけることが必要なのでしょう。

◎ストレスは生きている証と思って上手につき合う

＊37＊

何でも「ほどほど」の感覚で暮らす

現代人は栄養過多といわれています。栄養をとりすぎることで、高血圧、脳疾患、糖尿病、心臓病、あるいはそれらを招く要因とされる肥満になりやすいわけですが、それは加減がちょうどいいという「ほどほど感」を、いまの人が失っているせいだと思います。

食欲にまかせて甘いものや脂っこいものをたくさん食べたり、お腹が苦しくなるまで食べ続けたり、間食をして胃腸を休ませる暇がなかったり……。

腹八分目が体にいいといわれるのは、食欲以外のさまざまな欲も、八分にしておくとちょうどバランスのいい人生が送れるということを意味しているのではないでしょうか。

そう考えると、体の健康は、まず心を整えることから始めないといけないのかもしれません。

欲というのは際限のないものですから、このあたりでいいという線を自分のなかで決めておくことが大事です。「足るを知る」という言葉も、最近はよく耳にするようになりました。

もっとも「足るを知る」といわれても、なかなかそれを実践するのは難しいという声も聞きます。

しかし、そう感じるのは、すでに足りているもの、すなわち自分にすでにあるものに目を向けず、まだ自分が持っていないものばかりに意識が向いているからだと思います。

つまり、すでに自分が持っているものの価値をちゃんと評価していないのでしょう。

そういった気持ちをふだんから持つようにすれば、おのずと「足るを知る」感覚も磨かれていくはずです。

何ごとも「ほどほど」に。ものすごく平凡に聞こえる言葉ですが、**心身の健康にとって、とても深い真理を秘めている**ような気がします。

「もっともっと」という欲にはキリがない

＊38＊

ボケ防止には脳トレではなく、楽しいことをする

高齢者にとって、認知症は大きな問題です。高齢者人口の増加に伴って必然的に認知症患者の数も増え続けているわけですが、いまだ認知症に対する有効な治療法や薬はありません。

つまり認知症になってしまうと、進行を遅らせる多少の手立てはあっても、元に戻すことはほぼ不可能ということです。そのことが認知症に対する不安をいっそう大きなものにしています。

認知症になってボケると、当人も辛いでしょうし、家族など周りの人もケアが大変です。

テレビの健康情報番組や週刊誌などでは、認知症の予防法やボケてしまったと

きの対処法に関するテーマがよくとり上げられています。

頭をよく使う、料理などの家事で体をまめに動かす、なるべくたくさんの人と接しておしゃべりをする、よく歩く、軽いスポーツをする、趣味を持って楽しむ、よく笑う……。これらのことに加えて、最近は脳トレーニングなども推奨されています。

脳トレはもちろんそれなりに効果があると思いますが、正直あまり楽しいものではなさそうです。もちろん個人差はあるでしょうが、楽しくなければ長続きはしないでしょうし、無理にすると、かえってストレスになるかもしれません。

私は脳トレをわざわざするのなら、何か面白いと思えるものを見つけて、それを熱心に続けることのほうがボケ防止には効果的だと思います。

英会話を勉強したり、短歌を始めたり、絵を描いたり、山に登ったり。そんなことができるサークルを探して入ってもいいでしょう。

男性であれば、料理教室へ通って好きな料理のレパートリーを広げていくとか、囲碁教室などに通うのも楽しいかもしれません。あるいはボランティア活動に定期的に参加するのも、生き甲斐をつくってくれるかもしれません。

面白いこと、楽しいことは、気持ちを生き生きさせてくれます。

脳科学的には、楽しいときは脳のなかにセロトニンなどの脳内伝達物質がたくさん出るといわれます。その脳内伝達物質が脳を活性化する刺激となり、ボケを防ぐのです。

ですから、**楽しかったり、生きる張り合いを感じるものを何か持ち、それを長く続けることが、一番のボケ防止になる**のです。

ちなみに私の最近の楽しみは、スマホでＬＩＮＥを使って友人たちとコミュニケーションをとることです。美しい風景写真や元気をもらえる動画をネットで見つけると、それを友人に送って感想を聞いたり、あるいはちょっとしたおしゃべりをするのです。

私の半分くらいの年齢の知人から先日、「僕はＬＩＮＥの使い方もわからないのですが、１００歳を超えてＬＩＮＥを使いこなしているなんて聞いたことありませんよ」といわれました。

でも、このようなことに年齢制限はありません。いまやＬＩＮＥは私の生活に欠かせない趣味になっています。

年をとると、人づき合いもだんだん減っていくものです。人づき合いが少なくなるとボケやすくなるし、面倒なことは減るかもしれませんが、人生の楽しさまで減ってしまう気がします。

ですから年をとるほど、いろいろな人とつながってコミュニケーションをとることを意識したほうがいいのです。その点で、私は恵まれていると思います。日中、仕事でたくさんの患者さんたちと接するからです。

この年までボケずにすんでいるのは、私がいろいろな人と常にコミュニケーションをとって、そこに喜びや生き甲斐を感じているからなのかもしれません。

○楽しいことや生き甲斐を持てば、脳がクリアになる

＊39＊ イライラすると損をする

私がいつもにこやかな表情をしているからでしょうか。「先生は腹が立つことがありますか？」と聞かれたことがあります。たしかにもともとものすごく腹が立つことも、反対に怒られることもあまりない人生を歩んできたように思います。

とはいえ、私だって人間ですから、ときには腹が立つこともあります。

ただ、腹が立ったり、少しイラつくことがあっても、こんな気分でいるのは損だと思って、すぐに切り替えるのです。

怒りやイライラは放っておくとどんどんふくらみ、そのきっかけをつくった相手との関係もいっそう悪化します。加えてストレスになるので、心身の健康にもよくないでしょう。

せっかくの人生の時間をそんなことにとられてしまうのは、本当にもったいないことです。このような考え方は、自然に習慣になったような気もします。

ただし、ここで相手に怒らなかったら、その人にとってもよくないというときは、ごく稀《まれ》にですが、怒るときがあります。

以前、仕事に関してとんでもない言いがかりをつけられたことがありました。私が台湾から沖縄に来る直前の出来事です。

腸に炎症を起こして来られた患者さんを診た数週間後に、その患者さんが心臓発作で亡くなったと近親者がクレームをつけてきたのです。

私の診断ミスで、問題のある心臓を放置して死んでしまったというわけです。

私は腸のトラブルできた患者さんを診ただけですから、心臓発作については何の責任もありません。そういうと、間もなく3つの新聞社の記者が、医療事故の話を聞きましたよといってやってきました。そして彼らはこのことを記事にしてほしくなければ、いまのお金でいうと一人につき50万円、3人で150万円ほどのお金を出せと脅迫してきたのです。

つまり、クレームをつけてきた近親者と記者たちはグルというわけです。

じつは当時の台湾では、こうした医師への脅迫事件があちこちで起こっていました。私はその汚い手口に腹立たしく感じると同時に、純粋な正義感から、けしからん連中だからちょっと懲らしめてやろうと思ったのです。

そして私は、交渉に応じるふりをして、翌日お金を受けとりにきた彼らを、事前に通報していた警察に捕まえてもらいました。

それがニュースになると、仲間の医師たちだけでなく、遠方の会ったこともない医師からも「よくやってくれた」という感謝の気持ちを伝える電話や手紙をもらいました。


このように、本心から怒らなくてはいけないときもあります。

ただ、**基本的には怒ったり、イライラしたりするのは損だと考えて、なるべくそうならないよう前向きな気持ちに切り替えるほうがいい**と思います。

なかなかうまく切り替えられないという人は、腹が立つ原因となった相手の立場に立って考えてみるといいかもしれません。そうすると、理不尽に感じたことでも、その人の考え方や能力、あるいはそのときの状況をみるとある部分は仕方がないかな、といった感じで、多少相手のことが理解できて、怒りの気持ちも少し収まることもあります。

怒りやイライラは損、人生の時間がもったいない。そんな姿勢をいつも心がけていれば、ストレスをため込まず、腹が立つことも自然に流せるようになっていくと思います。

○怒っている時間がもったいない

＊40＊

「今日からあと10年は頑張る」という決意を毎日する

「あと10年仕事をして、患者さんの役に立ち続けたい」。これが私のいまの最大の目標です。

じつは10年前も同じ目標を持っていましたし、20年前もまた、同じ目標を胸に抱いていました。

これは何も10年ごとに節目となる特別な日をつくっているわけではありません。**私にとっては毎日が節目なのです。毎日、毎日、「今日からあと10年仕事をして人の役に立とう」という気持ちを更新し続けているのです。**「今日1日頑張れた、よし、あと10年」——この思いを日々新たにしているわけです。

「あと10年は現役でやるぞ」

100歳を超えた老人がそんなことをいっているのを聞くと、誰しも「それはさすがに無理でしょ？」と思うでしょう。

けれども、私にとっては妄想でもなんでもなく、あくまでも現実的な目標のつもりなのです。80歳のときも90歳のときも、「あと10年頑張るぞ」といったときは、みな口には出さないものの「それは無理でしょ？」という顔をしていました。でも、101歳の今日、それは現実のものとなっています。これまでの過程を振り返れば、目標を持ってモチベーションを上げることが、いかに自分の人生を充実させる大きな鍵を握っていたかが私にはよくわかります。

「あと10年」を、「あと1年」にして、それを繰り返してもいいんじゃないですか？　そういわれたこともあります。

でも私の目標はやはり10年なのです。**1年と10年とでは、「頑張るぞ」という気持ちが違う**のです。私にとって気持ちがとても前向きになるのは、どうしても

「あと10年」なのです。

それが心にもっとも響いて、ワクワクできる目標なのです。

いい人生を送るには、目標が必要です。希望を持って前向きに生きていくには、自分なりの目標を上手に立てることが重要です。

目標はなるべく具体的なほうがいいでしょう。たとえば英語の勉強だったら、ただ英語をしゃべれるようになりたい、ではなく、○○の時期までに○○のレベルに到達したいといったことを決めるわけです。

目標が具体的に決まれば、ではそこに到達するには毎日どういう勉強を何時間すればいいかということが、おのずと決まります。

夢を持つのはいいことですが、夢のままにしておくと、現実の行動がなかなか伴わないものです。

ですから夢を持つときは、同時にその夢に近づくための具体的な目標を立てるといいと思います。それは一つだけでなく、いくつあってもいいでしょう。

目標はどんなに小さなものであってもいいと思います。それが達成できたら、また次の目標を立てるようにしていけば、最初は無理だと思っていたところまで辿《たど》り着けるかもしれません。

◦目標を持つことで、生きる意欲がふくらむ

＊41＊
死ぬまで未知のことに挑戦する

最近の私の生活には、スマホが欠かせなくなっていることは前にも触れました。ネットで調べものをしたり、ＬＩＮＥを使って面白い動画や写真を友人に送ったり、いろいろな会話を楽しむのです。

年をとると新しいものに疎くなったり、拒否反応を示したりする人も少なくないようです。

でも、端から拒否してしまうのは、もったいないと思います。私はパソコンやスマホなど新しくて便利な機器に対しては、人生の可能性を広げてくれるという思いから、興味を持つようにしています。

単に流行りものだから手を出すということはありません。手にとるかとらないかは、あくまでも現実的に考えたうえでの判断なのです。

パソコンが出回り始めたとき、私は「これは、仕事にもきっと役に立つに違いない」と感じ、パソコン教室に熱心に通って、その操作を覚えました。ちょうど70歳のときで、教室に習いにくる生徒はみな20代～40代ぐらいの人たちでした。

習い始めると意外なほど面白く、そのうちもっと高度なことをやれるようになりたいと思うようになりました。

パソコンにはさまざまな機能がありますから、これはどう使うんだろう？　こういうことをするにはどうすればいいんだろう？　と疑問も次々と湧いてきます。そのたびにわざわざ教室に行って、先生に聞いたりするほど熱中したのです。

その甲斐もあり、パソコンはいまでは仕事に欠かせないほど非常に役に立っています。患者さんのカルテもすべてパソコンで作成しますし、医療関係の情報でちょっと知りたいことがあれば、ネットですぐに調べます。

新しいことへの挑戦は、いくつになってもできます。

以前、80歳半ばで英語をマスターしたいと思い立ち、アメリカで1年近くホームステイしたという日本人の女性の話を知人から聞いたことがあります。

あるテレビ番組で放映されていたそうですが、どんなに高齢でも前向きな気持ちさえあれば、挑戦ができるということです。

年をとると、多少興味を引かれることがあっても、「もう、年だから……」と自分にいい聞かせるようにあきらめてしまうことも多くなるでしょう。

もちろん若い頃とは違って体も思うように動きませんし、頭もスムーズに回転してくれません。できないこともたくさん出てきます。

ただ、ここで間違えてはいけないのが、まったくできなくなることと、体が衰えたために能力が落ちていることは違うということです。

年齢ゆえに能力が落ちているというだけなら、何か挑戦したいと思うものが出てきても、あきらめる必要はないと思います。

新しいことに挑戦する喜びは、自分が変われるという喜びにつながります。

そうやって変化することは、未知なる可能性への扉を開くきっかけになります。

前向きな気持ちを失わない限り、死ぬまで新しい挑戦をし続けることは、いくらでも可能なのだと思います。

○いくつになっても未知なる可能性の扉を開く

＊42＊

死はこわいものではない

人間はさまざまな不安を抱えて生きていますが、その最たるものは「死」に対する不安ではないでしょうか。

死については古今東西の科学者、宗教家、哲学者など、さまざまな専門家が研究の対象としてとり上げていますが、誰一人として明確に死を語れる人はいません。生きている間は、人は死を経験することができないからです。

経験できないものについては、あれこれ想像するしかありません。

そうするよりほかないものなので、なおさら死はこわいと感じるのかもしれません。

私は医師という立場で、多くの人の死を見てきました。しかし、どんなにたくさんの死に接しても、死がどういうものかはわかりません。確実にわかるのは死が生命を持つものの宿命であり、きわめて自然な現象であるということです。

本来自然なことなのに、そこに不安や恐れを抱くのは、地上の生き物のなかでは唯一人間だけです。それは人間が想像力というものを持っているからでしょう。

しかし、死はすべての人間が経験する事実にすぎません。そう考えているので、私にとって死はこわいものではないのです。

死について質問してきた取材者に「死への恐怖はありません」と答えると、「本当ですか？　そうはいっても少しくらいは不安があるでしょう？」と聞かれました。

しかし、本当に死は、私にとってこわいものではないのです。

当たり前ですが、生きている間は、死はありません。
だから、死ぬまで生きる。それだけのことです。

希望と生き甲斐を持って、毎日を精いっぱい生きる。その果てに死があるのでしょうが、私にとって大事なのは、日々の充実した時間の連なりだけです。

そして毎日を一生懸命に生きていれば、死が突然来ようとも、悔いは残らないと思っています。

◎死は自然な現象にすぎない

＊43＊

自分の役割を考える

初めて会う人から、私はよくこう尋ねられます。

「なぜ100歳を超える年齢になるまで、現役でやってこられたんですか？」

それに対する私の答えは決まっています。「死ぬまで人の役に立ちたい。医師として一人でも多くの患者さんの悩みをなくしてあげたい」——そんな気持ちを抱きながら、一生懸命仕事をしてきただけです、と。

かつて大病でさ迷った死の淵から二度救われたことも、目に見えない力によって生かされているように感じます。それが、私という存在を超えた、大きな生命に対する感謝の気持ちをいっそう強め、また世の中に恩返しをしたいという思いにもつながっているのです。

私が人のために生きたいと願う気持ちは、開業医をしていた父親が、患者さんのためにひたすら献身的に働いている姿を見て、「自分もああなりたい」と子ども心に感じたことが、原体験として影響しているように感じます。

私は幼少時代から、どことなくそのような雰囲気を持っていたようです。

いまでもよく思い出すのは、小学校3年生のときに校長先生からいわれた言葉です。それは朝礼での出来事でした。校長先生が皆の前で突然私を呼び出し、「田中君は将来必ず、人から尊敬される人になりますよ」と話してくれたのです。

私は驚きました。この言葉は私の胸に刺さり、後々、自分自身を励ます強い力になりました。

もう一つ、私の人生に大きな影響を与えた忘れられない言葉があります。それは、駆け出しの医師だった頃、先輩から「医師である前に、人間でありなさい」といわれたことです。

先輩医師は、医師が患者さんを治すという、あたかも患者さんより上に医師がいるかのような意識を捨て、同じ苦しみや痛みを持つ一人の人間として患者さんと向き合いなさい、というアドバイスをくれたのだと思います。

あくまでも患者さんの立場に立って、患者さんと同じ目線を持つ。つまり、患者さんが病気に対してどのような不安や悩みを抱え、苦しみを感じているのか、何をしてもらいたいのか……患者さんの気持ちを想像しながら診察することが医師の使命なのだと伝えたかったのでしょう。

それ以来、私は常にこの言葉をかみしめながら、純粋な気持ちで患者さんと向き合ってきました。

患者さんの体だけでなく、心にも伴走する。それが医師の本来の姿だと思います。まさに「医は仁術《じんじゅつ》」なのです。

患者さんのなかには、なかなか病気が治らなかったり、辛い症状がいつまでも消えなかったりする人も少なくありません。患者さんも思うようにいかない状況に、つい投げやりになることがあります。

こちらは「あきらめることはありませんよ。一緒に頑張っていきましょう」と励まし続けるのですが、あるときを境に急速に回復し、病気が治ることがあります。

そのようなときに患者さんから、「本当にありがとうございました」と感謝されるときほど、うれしいことはありません。

感謝の言葉をいただくと、我がことのように喜ばしく思うと同時に、「よし、もっと頑張ろう」という気持ちになります。

医師と患者さんの関係では、患者さんが医師にお礼をいうことはあっても、その逆はふつうありません。しかし、私は、どのような患者さんに対しても「ありがとう」という感謝の気持ちを持っています。

人にはそれぞれ与えられた役割や使命があると思いますが、私が人の役に立ちたいという思いで医師の仕事をさせてもらえるのは、紛れもなく患者さんたちの存在があるからなのです。

生かされているのは、むしろ医師である私のほうです。ですから、そのことに感謝をするのは当然なのです。

役割というのは、どんな人にもあると思います。

仕事でいえば、いかなる仕事も、この世になくてはならないものです。もちろん時代の変化もありますが、基本的には不要なものはありません。

ですから、**仕事をしている人はみな、この社会で役割を与えられ、社会全体を支えている**ことになります。

そして**仕事は、金銭的な報酬を受けとるものとは限りません**。当たり前のことですが、家事だって仕事です。街を清掃するボランティアも仕事です。

仕事をリタイアして何もしていないように見える人でも、父であったり、祖母であったり、夫であったり、妻であったり、友人であったりと何らかの役割を持っていて、その人にしかできないことをしているはずです。それが仕事なのだと思います。

では、寝たきりの老人はどうでしょうか？

そのような状態にあっても、介護の人に「ありがとう」という感謝の気持ちを送ることができます。

「ありがとう」という気持ちや言葉を差し出すことによって、介護の人は自分が生かされているという思いになるでしょう。

寝たきりであっても、社会と接点を持ち、社会を支える役割を持っているのです。

それぞれの役割に、大きい小さいという区別はないと思います。自分はこの世の中でどのような役割を持っているのか、持たされているのか、どんな使命を与えられているのか、いま一度自らを省《かえり》みてもいいのではないでしょうか。

そのような視点から、生き甲斐や喜びといったものが再発見できるかもしれません。

◎「ありがとう」という気持ちを持つことで、お互いに生かされる

＊44＊

やるだけのことをやったら、後は運を天にまかせる

生きていれば、人はさまざまな問題にぶつかります。なかには果たして自分の力で乗り越えられるだろうかと感じるような困難な出来事もあります。

そんなときは、どうすればいいのでしょうか。自分でできることをまずやってみて、そのうえで後は運を天にまかせる。私はいつもそうしてきました。

大きな壁にぶつかったときは、冷静さを失い、正しく考え正しく行動することができなくなることもあります。そうすると、何をどうすればよいのか、どこから手をつければよいのかがわからなくなります。

自分ができることとできないことの区別がつかなくなり、できないことまで無

理に頑張ろうとして、「もうダメだ」とあきらめてしまうこともあるかもしれません。

私も思い返せば、長い人生のなかでいろいろな問題にぶつかりましたが、その都度ベストのことが本当にできたかというと、いささか心もとない面もあります。もっとも最後の最後で何とか救われたり、事がよいほうへ向かったのは、身の丈以上の無理はせず、自然の流れに身を委ねるという姿勢が根底にあったからなのかもしれません。

過去の二度の大病のときがそうでした。もしかしたら命がなくなるかもしれないという状態でどうすれば救われるのか、そのためにはどういう治療を選ぶか、どのような養生をすればいいのか、最善の選択をしてそのように行動しました。

そして、やるだけのことをやったら、後は運を天にまかせるという心境だったのです。

もちろん必ずや治したいと思っていましたが、その一方で、もしかしたら死んでしまうかもしれないという気持ちもありました。

ただベストを尽くせば、後はどういう運命になるかは天が決めることだと覚悟をしていましたので、闘病中は穏やかな気持ちで過ごすことができました。

困難なことに出合っても、力まず、できることをしっかりやる。ベストを尽くして、運を天に委ねる。そういう姿勢でいれば、きっと道は拓《ひら》けるのではないかと思っています。

○ 難事は力まず、ベストを尽くす

＊45＊

「できない」ことより「できる」ことに目を向ける

「年をとるとできなくなることが増えるので、何ごとにも消極的になりがちです。できなくなることが増えることについては、どうとらえていますか？」

取材に来られた方から、そんな質問を受けたことがあります。

そのとき気がついたことは、私自身はできないことをとくに嘆いていないということでした。できなくなることに対しては、自然にありのままを受け入れて、とくに意識はしていないのです。

もちろん加齢とともに体が思うように動かせなくなるのは、不自由だなと感じるときはあります。でも、そのせいで、老いることはマイナスばかりなどとは少しも思わないのです。

それは、私ができないことよりも、常にできることのほうに気持ちを向けているからだと思います。診察室で患者さんと向き合うことも、おいしくご飯をいただくことも、散歩をすることも、スマホでＬＩＮＥを楽しむことも、すべて私にできることだからやっているのです。

私の日常は、すべて私ができることでできています。ですから、私は常にできることをしているという感覚しかなく、不自由さや不便さを感じません。むしろ楽しかったり、充実感を覚えたりすることのほうが多いのです。

のどが渇いている人の前に水が半分入ったコップが差し出されたら、「半分でも水があるのは、ありがたい」と感じる人と、「たった半分しかないのか」と悲観的に感じる人に分かれるといいます。

半分でもありがたいと感じる人は、何ごとも肯定的にとらえて、生きることに前向きな人。半分しかないと感じてしまう人はものごとを否定的にとらえがちで消極的な人。そのような傾向がそれぞれあるといわれますが、私は前者のように、いつもものごとを肯定的に見るタイプです。そんな性格が、きっとできないことよりも、できることのほうに常に気持ちを向かわせるのでしょう。

◎ものごとを肯定的に見て、前向きになる

どんなものごとにも、どんな人にも、プラスの面とマイナスの面の両方があると思います。もちろん、場合によってはマイナスの部分をしっかり見ないといけませんが、それ以外は、できるだけプラスの部分に目を向けることが大切です。

このような積み重ねが、いくつになっても楽しくてしかたがない毎日を送る秘訣のような気がします。

カバーデザイン／萩原弦一郎（256）
カバーイラスト／佐々木一澄
本文イラスト／須山奈津希
構成／高木真明
DTP／美創
編集協力／我謝八重子

〈著者プロフィール〉
田中旨夫（たなか・よしお）
沖縄のあかみちクリニックの元院長。101歳の現役医師。医師歴76年。1918年台湾生まれ。沖縄で42年間医師として患者を診たのち、現在は台湾の「台湾正生婦幼聯合のCLINIC」で患者を毎日診ている。医師であった父のすすめで医学の道へ進み、1943年に昭和医学専門学校（現・昭和大学）を卒業。現在も週5日、内科医として働いている。

101歳現役医師の死なない生活

2019年12月10日　第1刷発行
2019年12月25日　第2刷発行

著　者　田中旨夫
発行人　見城 徹

GENTOSHA

発行所　株式会社 幻冬舎
〒151-0051　東京都渋谷区千駄ヶ谷4-9-7
電話　03(5411)6211(編集)
03(5411)6222(営業)
振替　00120-8-767643
印刷・製本所　中央精版印刷株式会社

検印廃止

ISBN978-4-344-03551-5　C0095
幻冬舎ホームページアドレス　https://www.gentosha.co.jp/

この本に関するご意見・ご感想をメールでお寄せいただく場合は、
comment@gentosha.co.jpまで。